Inhalt

Gesund oder krank? 6
»Geimpft« wurde schon vor 1000 Jahren 8
Der schwarze Tod – die Pest 10
Vom Medizinmann zum Arzt 12
Entdecker im Kampf gegen gefährliche Infektionen 13
Impf-Forschung heute 16
Masern 17
Windpocken 17
Kinderlähmung ist grausam, Schluckimpfung süß 18
Erreger unter dem Mikroskop 20
Wie leben Bakterien? 22
Bakterielle Infektionen 23
Wunderwaffe gegen Bakterien 23
Heimtückische Viren 24
Virusinfektionen bedrohen unser Leben! 26
Die Zeit des Impfens begann 1958 27
Als Kind geimpft – geschützt für Jahrzehnte 27
Kleiner Anlass – schlimme Folgen 28
Tödlicher Tierbiss – die Tollwut 30
Wie und wo du dich ansteckst 32
Hygienisch sauber 33
Wie weist man Erreger nach? 34
Mit Licht durchschaut 35
Unser Immunsystem 36
Unsere Körperpolizei 38
Rund um CORONA 40
Ein Piks für die Gesundheit 42
Totimpfstoff 42
Lebendimpfstoff 42
Gen- oder proteinbasierte Impfstoffe 43
Vektor-Impfstoffe 43
mRNA-Impfstoffe 43
Woher kommen Impfstoffe? 44
Die sieben Etappen der Impfstoffentwicklung 45
Impfen bietet Schutz! 46
Weshalb »boostern«? 46
Herdenimmunität 47
Lieber ungeimpft? 47

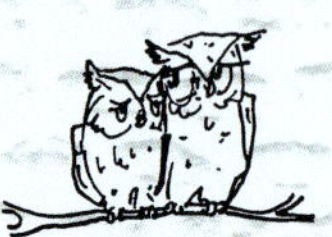

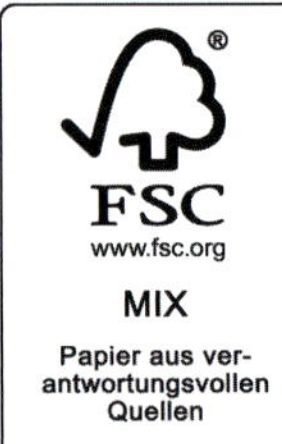

Brunnenstraße 7, D-34286 Spangenberg
Tel.: 05663-280, Fax: 05663-6562
E-Mail: fischer-nagel@t-online.de, URL: www.fischer-nagel.de

Druck und Bindung:
Grafisches Centrum Cuno GmbH & Co. KG, Calbe

Herrn Dr.med. Joachim Hetzler danken wir für kritische Anmerkungen und konstruktive Anregungen sowie die Durchsicht des Manuskriptes sehr herzlich. Ebenso danken wir unserer Tochter Cosmea Hermes sowie Frau Uta Meyer.

Fotos und Grafiken:

Über shutterstock: S. 2: Shonyjade; U 1 + S. 4: .....; S. 6: FamVeld; S. 7 ur.: Studio Romantic; S. 16: Gorodenkoff; S. 35 r.: PhotobyTawat; S. 13 o.: Oleg Golovnev; S. 33 r.: greenaperture; S. 33 u.: solarseven; S. 33 u.: ADragan; S.21 Ml.: Marina Krisenko ; S. 21 ul.: Yevhen Prozhyrko; S.23 ol.: KPixMining; S.23 ur.: Crulina 98; S. 20 o.: Kateryna Kon; S. 11 ol.: Philippe Clement; S. 11 u.: Gebbi Mur; . 24 u. : Design_Cells; S. 26 ol.: Sharomka; S. 26 r.: Pimen; S. 17 ol.: Prostock-studio; S. 30 or.: Kateryna Kon; S. 18 ur.: Nowaczyk; S. 19 l.: Yuganov Konstantin; S. 19 or.: Everett Collection;S. 30 l.: Krasula; S. 30 r.: Dina da; S. 31 r.: v-svirido; S. 28 l.: dilyaz; S. 18 or.: TANAPAT LEK.JIW; S. 28 ur.: Zay Nyi Nyi; S. 42 l.: New Africa; S. 42 r.: PhotobyTawat; S. 32 l.: frank60; S. 34 u.: Evgeniya Sheydt; S. 44 ul.: Gorodenkoff; S. 40 or.: Jack Z Young; S. 40 Mr.: Iurii Motov; S. 41 o.: ImageFlow; S. 41 ul.: Corona Borealis Studio; S. 41 ur.: Alexandros Michailidis; S. 46 l.: Studio Romantic; S. 46 u.: penofoto; S. 47 : Halfpoint.

Über AdobeStock: S. 22 r. + 23 M.: SciePro; S. 23 ul.: merklicht.de; S. 24 Ml.: peterschreiber.media; S. 24 or.: Ermolaev Alexandr; S. 25 ul.: crimson; S. 27 ur.: Oksana Kuzmina; S.17 r.: SecondSide; S. 36: VectorMine; S. 43 : designua; S. 47 r.: GuGGGar ; S. 38: Kororo; S. 32 or.: sumaki; S. 32 ur.: Rainer Fuhrmann.

Forschende Pharma-Unternehmen Deutschland: Abbildungen der Doppelseite 44-45

Helmholz-Institut: S. 22 Ml. + ul.: HZI_press_002_clostridium , S.38l. : HZI_press_001_dendritische-zellen; S. 34 Ml.: HZI_press_009_staph_aureus.

Paul-Ehrlich-Institut: S.29 ol.: tetanus-in-vitro-assay.

Robert-Koch-Institut: S.21 or.: Gudrun Holland 2013/RKI;S. 25 r.: Tobias Hoffmann, Carina Jahnke (Kolorierung), Robert Koch-Institut (RKI), 2020; S. 17 ul.: Hans R. Gelderblom, Freya Kaulbars (RKI).

Über Wikimedia Commons: S. 8 o.: Child_with_Smallpox_Bangladesh_edit; S. 8 u.: Edward_Jenner's_lancets,_London,_England_Wellcome_L0058747; S. 9 o.: Dr_Jenner_performing_his_first_vaccination,_1796_Wellcome_M0000144;S.9 u.: The_Cow_Pock_or_the_Wonderful_Effects_of_the_New_Inoculation_Wellcome_M0005398; S.35 M.: Mongol_on_Jurkie_Shaman_with_drum,_Central_Asia_Wellcome_M0005681; S.12 l.: Scanning_electron_microscope_-_UFCH_JH_(2020)_01 - Tadeas Bednarz; S.13 ul.: Louis_Pasteur_in_Pouilly-le-Fort_(Illustration_-_1881); S. 13 ur.: Inoculation_of_Jean-Baptiste_Jupilletollwutimpfung: S. 14 o.: PSM_V36_D156_Robert_Koch; S.14 ul.: Mycobacterium_tuberculosis_MEB_(1); S.10 o.: Leeuwenhoek_Microscope.; s. 20 M.: Microscope_Zeiss_1879 ; S. 21 ol.: E_coli_at_10000x,_original; S. 21 Mr.: Pneumokokken/ Dr. Richard Facklam; S. 21 ur.: Lyme_disease_B/ (NIAID); S. 11 Mr.: Katja ZSM; S. 25 ol.: Frank Vincentz; S. 25 ul.: Photo Credit: C. S. Goldsmith and A. Balish, CDC; S.37: XcepticZP; S. 38 r.: Dr Graham Beards; S. 29 l.: Benutzer:Garak76; S. 18 l.: Deutsches Grünes Kreuz; S. 19 ur.: Bundesarchiv, Bild 183-80085-0001 / CC-BY-SA 3.0; S. 31 l.: U.S. Navy photo by Mass Communication Specialist 3rd Class Bryan M. Ilyankoff; S. 29 u.: Bottle_of_tetanus_antitoxin,_Germany; S. 29 or.: E_A_Behring/Landau, Berlin; S.15: Farblithographie nach einer Zeichnung von Fritz Ferdinand Gehrke, publiziert in Kraemers Enzyklopädie „Mensch und Erde", 1906.

ISBN 978-3-930038-77-0

Heiderose & Andreas Fischer-Nagel
Tamarica Fischer-Nagel

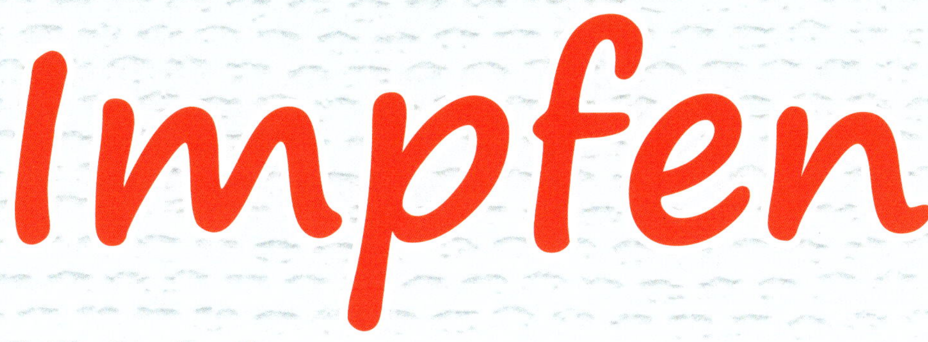

Impfen

damals und heute

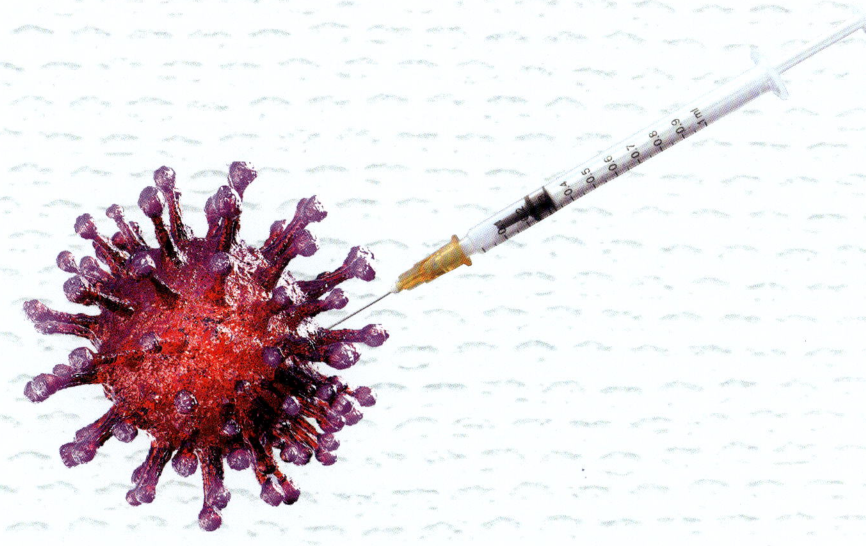

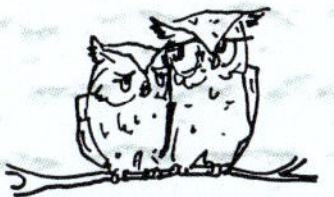

Verlag Heiderose Fischer-Nagel

Gesund oder krank?

Gesundheit und Krankheit bestimmen unser Leben.

Du weißt ja, wie das ist:
Wenn du gesund bist, denkst du gar nicht darüber nach, welche Krankheiten du dir einfangen kannst.
Aber wenn du krank geworden bist, fühlst du dich manchmal richtig schlecht und bist traurig, weil du nicht mit deinen Freunden zusammen sein kannst.
Vor allem aber hast du Symptome: Das sind Schmerzen, Unwohlsein, Fieber oder sogar ein quälender Ausschlag. Du bleibst daheim, denn du möchtest deine Freunde nicht anstecken.
Es gibt Krankheiten, die sind gefährlicher als andere. Vor denen musst du dich schützen.

Heutzutage gehst du einfach zum Arzt, wenn du krank bist. Es gibt zahlreiche Medikamente, die dich meist schnell wieder gesund machen, wenn es dein Körper nicht sogar von ganz alleine schafft.
Früher war das anders, da sind viele Menschen an Krankheiten gestorben, über die heute niemand mehr nachdenkt. Sie hatten kein Geld für einen Heilkundigen oder waren in keinem guten körperlichen Zustand. Ihre Wohnungen teilten sie mit Tieren, Ungeziefer und Schmutz.

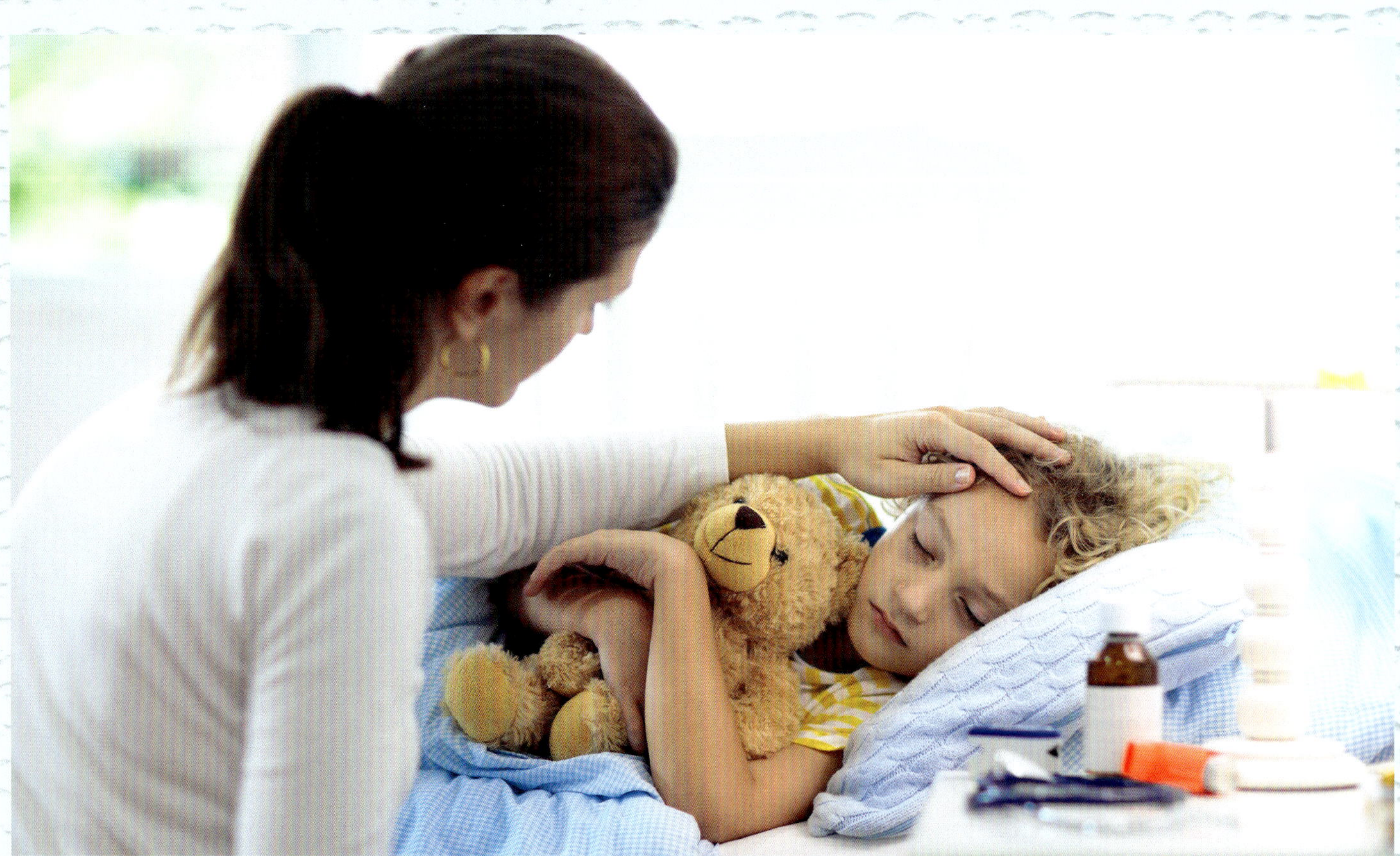

Das ist bei uns lange her.
Und doch ist es so, dass die Menschen auch heute noch gegen schlimme Krankheiten kämpfen, die es zu erforschen gilt und gegen die vor allem eine gute Behandlungsmöglichkeit gefunden werden muss.
Allem voran gilt es, die Ursache einer Erkrankung zu entdecken. Hier sind die Forscher gefragt. Kennen sie die Ursache, erarbeiten sie einen Wirkstoff, mit dem sie die Krankheit behandeln können. Das klingt so einfach, ist es aber nicht!
Krankheitserreger sind meistens mikroskopisch kleine Lebewesen, die für das bloße Auge unsichtbar sind. Wir können ihnen nicht ausweichen, aber wir können uns vor ihnen schützen und sie bekämpfen.

Seitdem im Frühjahr 2020 das **Coronavirus SARS-CoV-2,** blitzschnell fast jeden Winkel der Erde erobert hat, weiß nun auch jedes Kind, dass **Viren** krankmachen können.
Doch nicht alle Viren oder Bakterien machen uns krank. Viele dieser Mikrolebewesen sind für uns ohne jede Bedeutung oder sie sind sogar nützlich für uns. Andere sind für uns unangenehm, weil sie Schnupfen, Halsentzündung oder Durchfall verursachen.

Einige sind aber tatsächlich so gefährlich, dass innerhalb kurzer Zeit weltweit Millionen von Menschen durch sie sterben.
Zu diesen lebensbedrohenden Viren gehört eben auch ***SARS-CoV-2.***
Mit atemberaubender Geschwindigkeit hat es sich von China, wo es das erste Mal einen Menschen befallen und krank gemacht hat, über die ganze Erde verbreitet.

Ebenso schnell reagierten Wissenschaftler, um ein Mittel gegen dieses Virus zu finden. Wenn es noch vor etwa 100 Jahren Jahrzehnte dauerte, einen Krankheitserreger zu identifizieren, geht das dank toller Mikroskope und Analysetechniken heute in Tagen oder Wochen.
Innerhalb von nur einigen Monaten hatten Forscher einen Impfstoff entwickelt, der vor einem schweren, oft tödlichen Verlauf dieser Krankheit schützt.

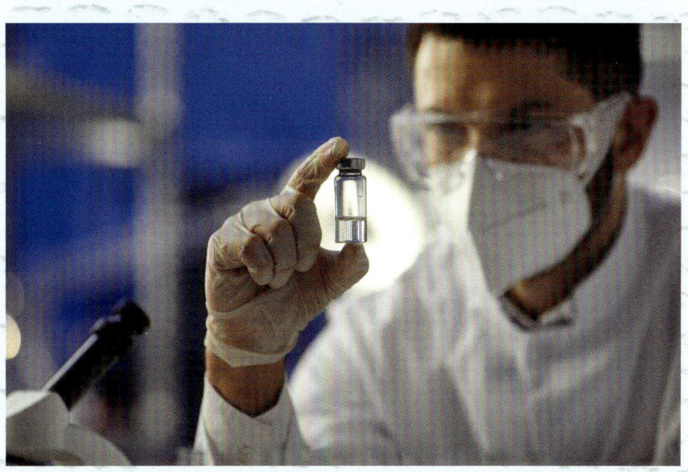

»Geimpft« wurde schon vor 1000 Jahren

Eine schon seit mehreren tausend Jahren beim Menschen auftretende Infektionskrankheit sind die Pocken, auch Blattern genannt.
Pocken waren einst sehr gefürchtet und gefährlich. Fieber, Schmerzen, kleine Bläschen, die zu riesigen Eiterblasen heranwuchsen, sind ihre Begleiterscheinungen. Millionen Menschen starben daran.
Immer schon versuchte man dieser Krankheit Herr zu werden. Sehr alte Überlieferungen aus Indien und China besagen, dass dort schon vor fast 1000 Jahren begonnen wurde, eine Art Impfung erfolgreich durchzuführen. Diese »Impfung« wurde erst 1582 genau beschrieben und belegt. Man bezeichnete sie als »Variolation«.
Zur Variolation entnahm man aus der Eiterpustel eines an Pocken Erkrankten etwas Material und brachte es mittels eines kleinen Schnitts in den Körper eines Gesunden. Die in diesen Eiterpusteln enthaltenen Viren sind weder ebensfähig noch infektiös. Deshalb ist die Gefahr der Erkrankung sehr gering. Das körpereigene Immunsystem erkennt aber auch diese Viren als Fremdkörper und produziert entsprechende Antikörper, also Abwehrstoffe. Diese Methode wurde lange Zeit recht erfolgreich angewendet. Sogar mehrere Herrscher in Europa ließen sich und ihre Kinder auf diese Weise erfolgreich gegen Pocken impfen.

Dennoch gilt bis heute die Methode des englischen Arztes **Edward Jenner** als Meilenstein der Impfgeschichte. Jenner hatte erfahren, dass Menschen, die auf dem Land arbeiteten, seltener an echten Pocken erkrankten.
In jener Zeit molken die Bauersfrauen ihre Kühe meist auf der Weide und infizierten sich mit Kuhpocken, einer ähnlichen Pockenerkrankung, wie sie die Menschen bekamen. Die Erkrankung mit den Kuhpocken verlief nicht so schlimm. In der Regel waren nur die Hände und Arme betroffen sodass die Menschen schnell wieder gesund wurden.

Jenner entnahm eines Tages aus den Eiterpusteln eines Landmädchens etwas Flüssigkeit und übertrug sie am 15. Mai 1796 mit einem kleinen Messer in den Arm des 8-jährigen James Phipps, dem Sohn seines Gärtners.
Was passierte?

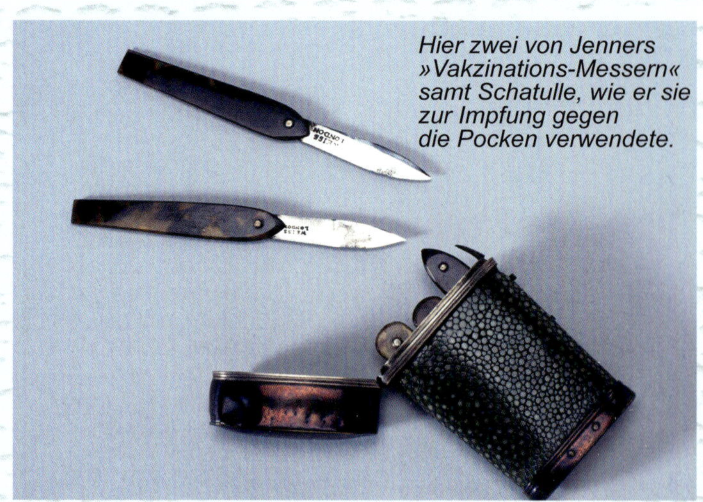

Hier zwei von Jenners »Vakzinations-Messern« samt Schatulle, wie er sie zur Impfung gegen die Pocken verwendete.

Nach einigen Tagen zeigte der Junge eine Reaktion. Kleine Bläschen hatten sich an der Einstichstelle gebildet. Sie verschorften und heilten ab. Dann wagte der Arzt ein gefährliches, heute nicht mehr denkbares Experiment:
Er infizierte den Jungen sechs Wochen später mit den echten Pocken eines erkrankten Menschen.
Und siehe da, der Junge blieb gesund. Sein Immunsystem hatte dank der Impfung mit den Kuhpocken Abwehrstoffe aufgebaut und seine Gesundheit wurde erfolgreich verteidigt.
Daraufhin entstanden schon 1799 erste Impfzentren in London.

Damals schon gab es Impfgegner, die allerlei sonderbare Geschichten über die Gefahren des Impfens in die Welt setzten. Aber: Die Wissenschaft siegte.
Die Pocken sind noch nicht komplett ausgerottet, aber große Ausbrüche gibt es normalerweise nicht mehr.
Dennoch:
Im Jahr 2020 gab es einen Ausbruch dieser Krankheit im Norden Chinas.

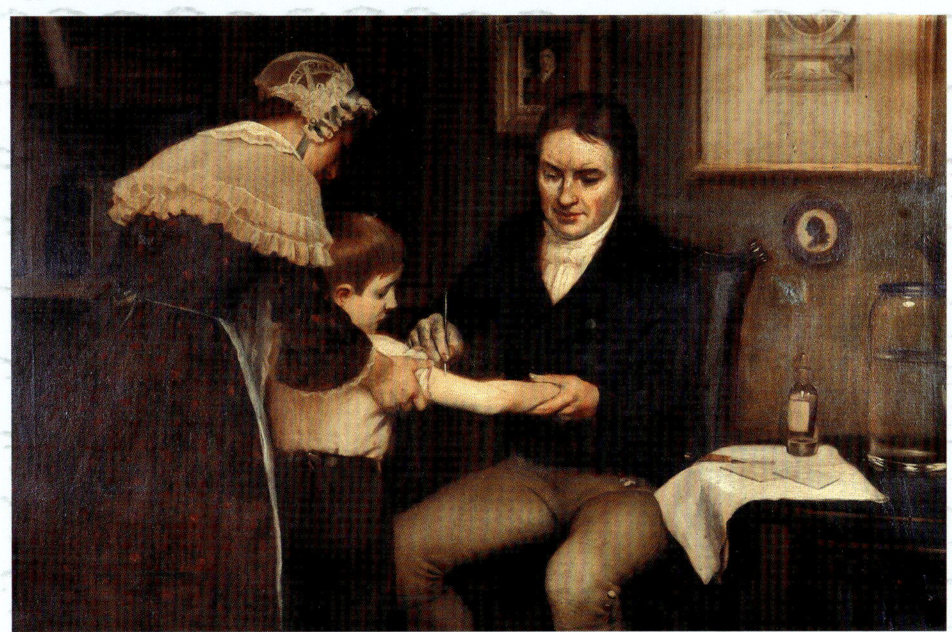

Oben: Der englische Arzt Edward Jenner impft erstmals einen Jungen durch einen Ritz mit einem kleinen Messer in den Arm gegen Pocken.

Unten: Damalige Impfgegner behaupten schauerliche und seltsame Dinge über die Impfung: Kuhhörner oder Kuhköpfe sollten Geimpften aus Armen und dem Kopf wachsen, wie dieser Zeichner etwas übertrieben darstellte.

The Cow-Pock — or — the Wonderful Effects of the New Inoculation ! — Vide. the Publications of ye Anti-Vaccine Society.

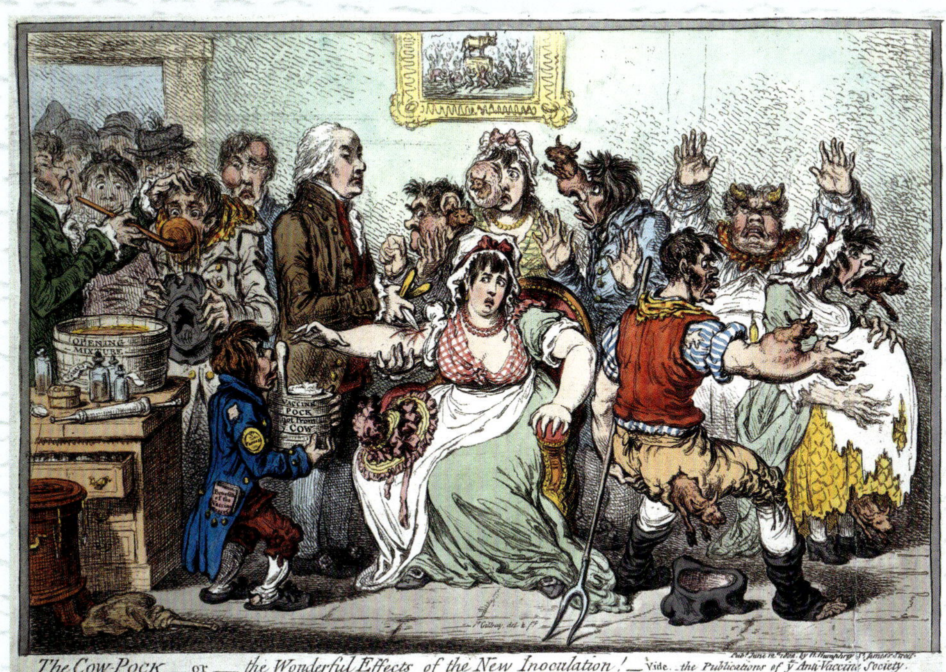

Der schwarze Tod – die Pest

Bereits in der Antike gab es Infektionskrankheiten, an denen große Teile der Bevölkerung starben. Diese Epidemien dauerten oft etliche Jahre. Zu ihnen gehörten die Pest, Cholera, Typhus und Pocken. Dies sind Krankheiten, die sich durch mangelnde Hygiene und Armut nur allzu gerne ausbreiteten. Sie waren Begleiterscheinungen schwerer Zeiten mit Kriegen, Hungersnöten und Naturkatastrophen.

Die Pest, ausgelöst durch den Bazillus *Yersinia pestis,* gehört zu den schlimmsten Epidemien und Pandemien, welche die Menschen je erlebt haben. Wie Forscher herausfanden, existiert der Erreger seit etwa 4000 Jahren. Der erste dokumentierte Ausbruch (Justinianische Pest) in Europa fand im Jahr 541 statt und zog sich über 200 Jahre hin. Erst nach dem Jahr 770 sind für mehrere hundert Jahre keine großen Ausbrüche mehr belegt.

Im 14. Jahrhundert dauerte die Pest-Epidemie fast 7 Jahre.
Die Menschen in Europa lebten damals noch ganz anders als heute. Langsam bildeten sich aus Siedlungen Städte. Die Menschen rückten näher zusammen, es gab deutliche Unterschiede zwischen armen und reichen Menschen. Während die Armen mit ihren Nutztieren unter einem Dach lebten, wohnten die Reichen mit ihrem Gefolge, ihren Dienern, zusammen.
Toiletten oder eine Kanalisation gab es nicht. Die Nachttöpfe wurden einfach zwischen

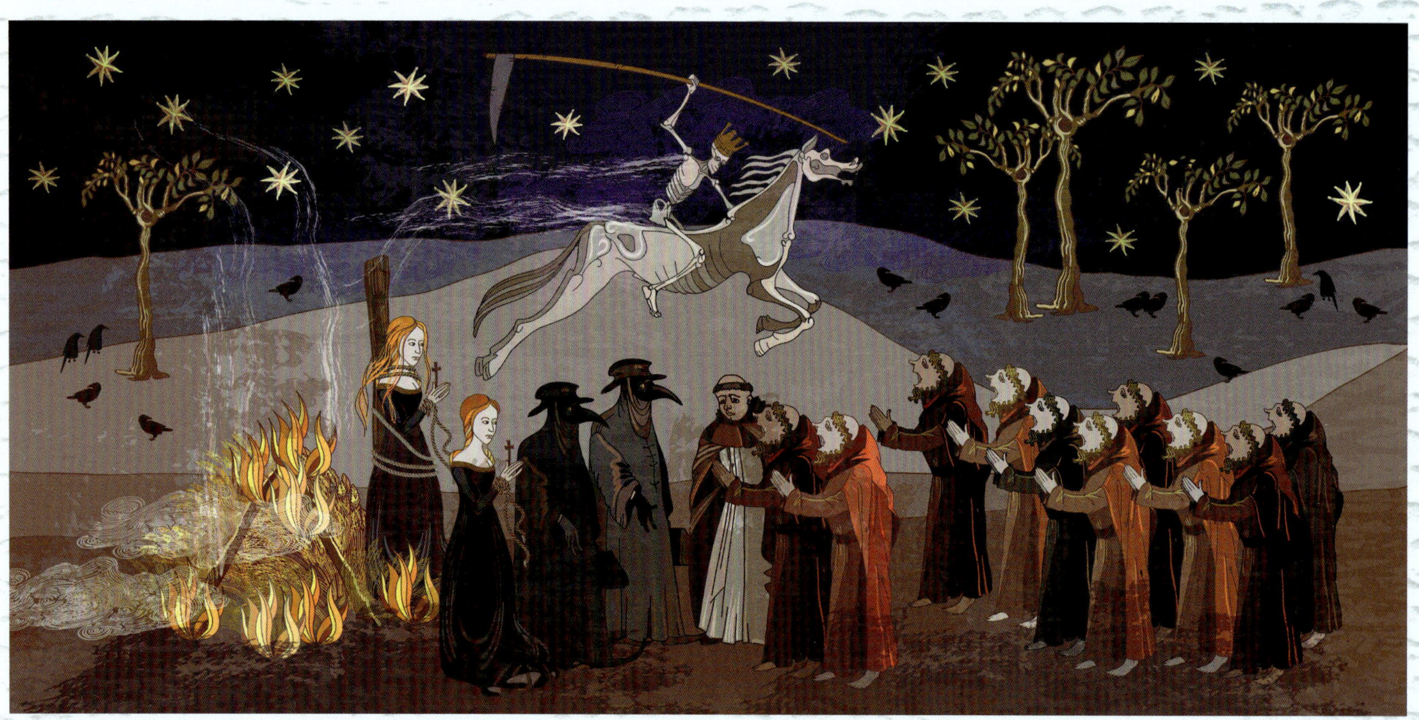

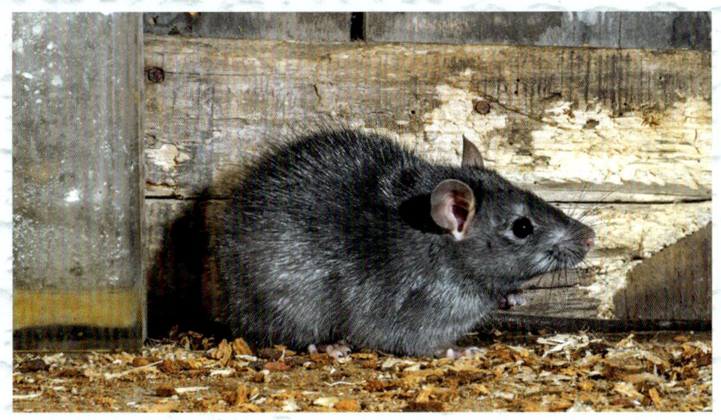

den Häusern auf die Straße entleert. Es stank erbärmlich und jede Menge Ungeziefer machte sich in den Städten breit.
Die Pest breitete sich rasch über die Schiffs- und Handelswege aus.

Mit der Pest infizierte Menschen bekamen Schüttelfrost, Fieber, Kopf- sowie Gliederschmerzen und dunkel gefärbte, apfelgroße Beulen am Körper. Der Tod trat nach wenigen Tagen ein und raffte ganze Familien hinweg. Die Pesttoten konnten gar nicht so schnell begraben werden. Sie blieben vor den Häusern liegen, oftmals angefressen von verwilderten Haustieren und Ratten.

Heilkundige, Ärzte und Apotheker versuchten zwar den Menschen zu helfen, waren aber machtlos. Sie schützten sich selbst zuerst mit einem kleinen Kräuterbeutel vor der Nase gegen den Gestank. Später entstand die Schnabelmaske, die gemeinsam mit dem schwarzen Mantel des Heilers an eine Krähe erinnerte.
Ob Menschen deshalb heute immer noch Raben und Krähen als Unglücksvögel bezeichnen?
Eine unkontrollierbare Seuche zog durch Europa. Erst 500 Jahre später wurde der Grund des Übels entdeckt: der Erreger Bazillus *Yersinia pestis*, der in der Hausratte lebte und von Flöhen auf den Menschen übertragen wurde.

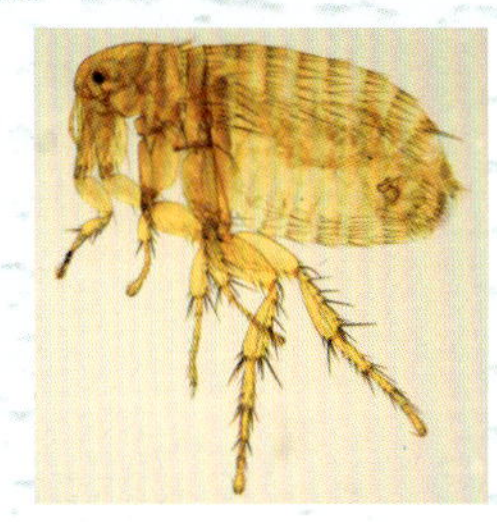

Die Pest ist noch nicht ausgerottet! Dort, wo Armut herrscht, Schmutz und Hunger das Leben der Menschen beeinflussen, haben Krankheitserreger den idealen Lebensraum. Dort lebt auch noch Xenopsylla cheopis, der Rattenfloh, Überträger der Pest.

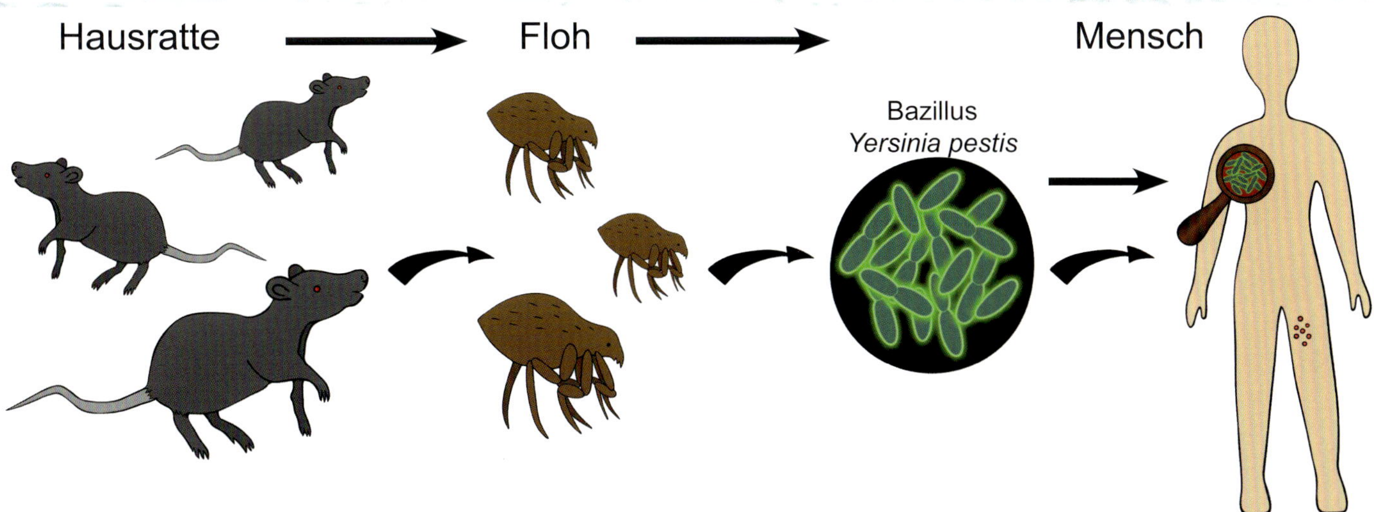

Vom Medizinmann zum Arzt

Bei den Naturvölkern gab und gibt es noch heute Medizinmänner, Schamanen, Heilkundige, die vor allem die Wirkung der Heilkräuter nutzen und damit so manche Krankheit bekämpfen. Manche beschwören zusätzlich noch die Geister, um damit eine Heilwirkung zu steigern.

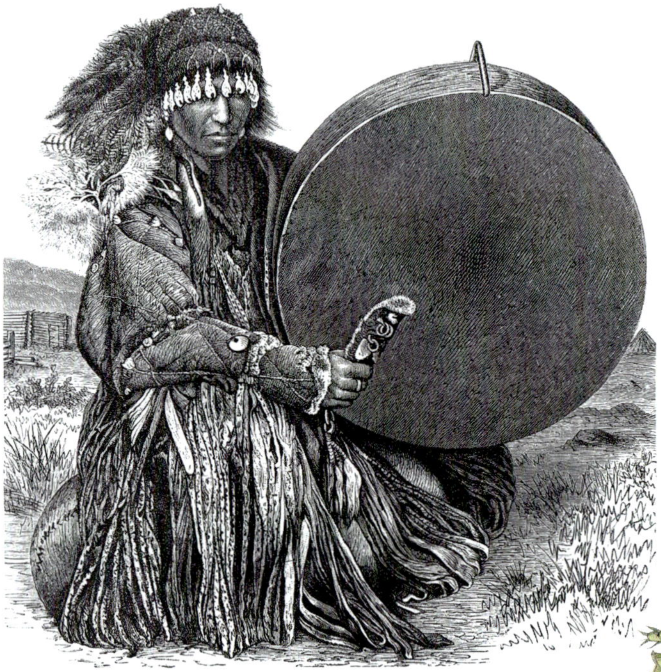

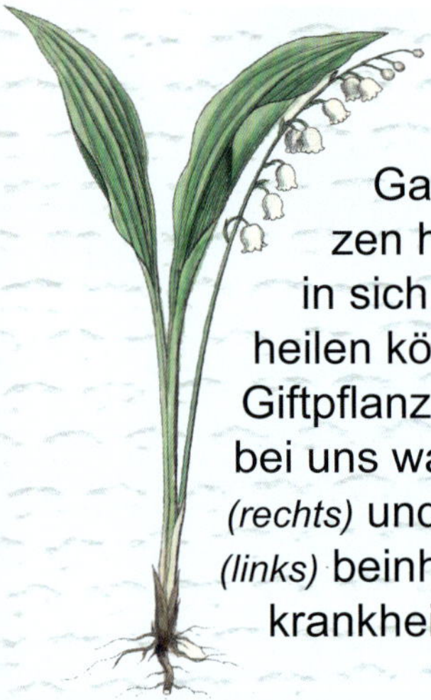

»So ein Unsinn« denkst du? Ganz so ist es nicht: Viele Pflanzen haben tatsächlich Wirkstoffe in sich, die unseren Körper heilen können. Besonders die Giftpflanzen, wie z.B. der auch bei uns wachsende Fingerhut *(rechts)* und das Maiglöckchen *(links)* beinhalten Stoffe, die bei Herzkrankheiten sehr wirkungsvoll sind.

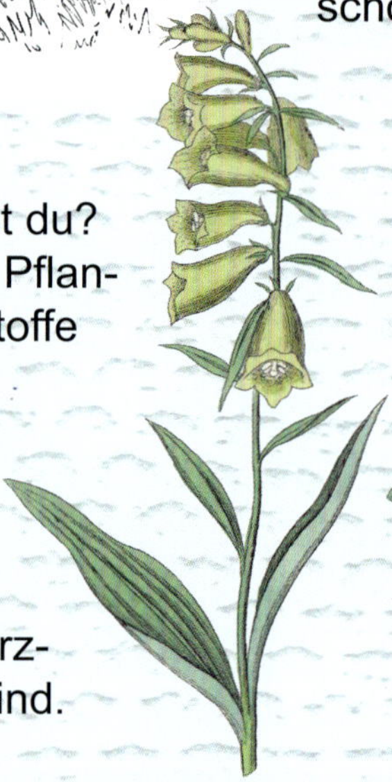

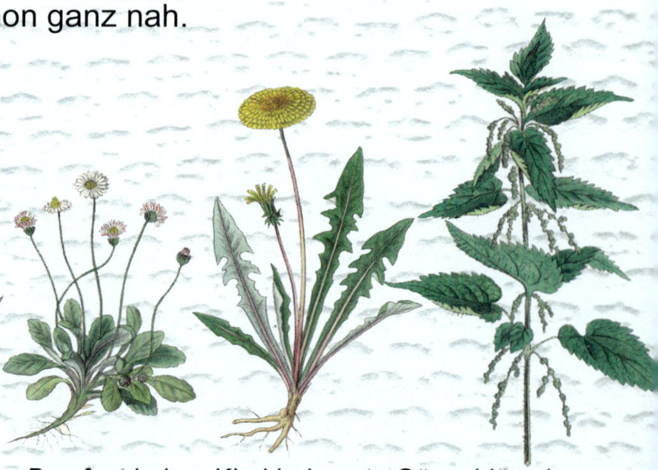

Viele andere Pflanzen wirken gut gegen Hals- und Bauchschmerzen oder andere Leiden.

Heute werden die meisten Medikamente künstlich hergestellt. Pharmazeuten (Apotheker) und Chemiker haben herausgefunden, welche chemischen Verbindungen in den Pflanzen die heilende Wirkung auf unseren Körper haben. Diese Verbindungen können sie nun im Labor künstlich herstellen.

Einige Menschen möchten aber lieber Heilmittel aus echten Pflanzen und deshalb gibt es auch diese noch. Außerdem werden in der Naturheilkunde Kräuterextrakte, Tees und Säfte verabreicht, die zwar die Krankheit nicht direkt bekämpfen oder gar heilen, die aber helfen, deinen »persönlichen Wachschutz«, dein Immunsystem, zu mobilisieren.
Das Immunsystem ist dein körpereigenes Abwehrsystem, das aus vielen kleinen Beschützern besteht, mit deren Hilfe dein Körper sich dann selbst gegen eine Krankheit wehren kann.

Und damit sind wir dem Prinzip des Impfens schon ganz nah.

Das fast jedem Kind bekannte Gänseblümchen, der Löwenzahn und sogar die Brennnessel gehören zu den Heilkräutern.

Entdecker im Kampf gegen gefährliche Infektionen

Der Franzose **Louis Pasteur** (1822-1895) schrieb etwa ein Jahrhundert nach Edward Jenner ebenfalls Geschichte:
Er war Chemiker, Physiker, Biochemiker und Mitbegründer der Mikrobiologie, der Erforschung von Kleinstlebewesen.
Pasteur spezialisierte sich auf die Erforschung und Bekämpfung gefährlicher Infektionskrankheiten bei Nutztieren und beim Menschen.
An der Geflügelcholera und einer von ihm entwickelten Impfung mit abgeschwächten Erregern (Lebendimpfstoff), zeigte er, dass auch eine Impfung gegen andere Infektionskrankheiten als nur gegen Pocken möglich wurde. Außerdem bewies er, dass man bestimmte Erreger außerhalb eines lebenden Organismus vermehren und abschwächen kann. Dies war ein enormer wissenschaftlicher Fortschritt und der Beginn der Erzeugung anderer Impfstoffe für Tiere und Menschen.

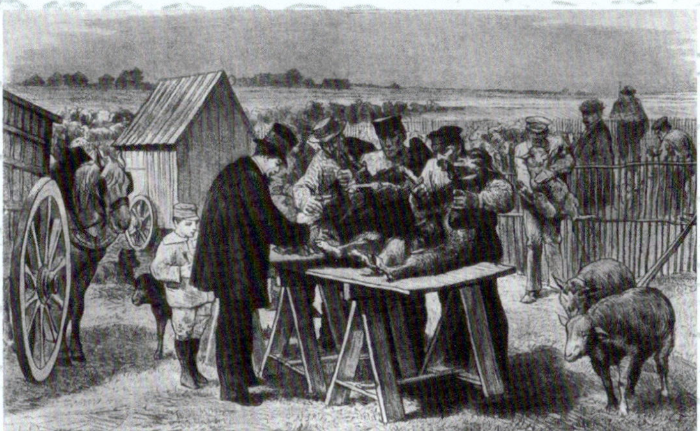

Pasteurs weitere Forschungen beschäftigten sich mit der durch das Bakterium *Bacillus anthracis* hervorgerufenen Krankheit Milzbrand bei Weidetieren, wie Schafen. Bei einem spektakulären Versuch bewies er, dass alle 25 geimpften Schafe eine Milzbrandinfektion überlebten, während alle 25 nichtgeimpften starben.

Lebensrettend wurden seine Forschungen über die »Tollwut«, als erstmals 1885 ein vom tollwütigen Tier gebissener und dann erkrankter Mensch nur durch seinen Impfstoff gerettet werden konnte.

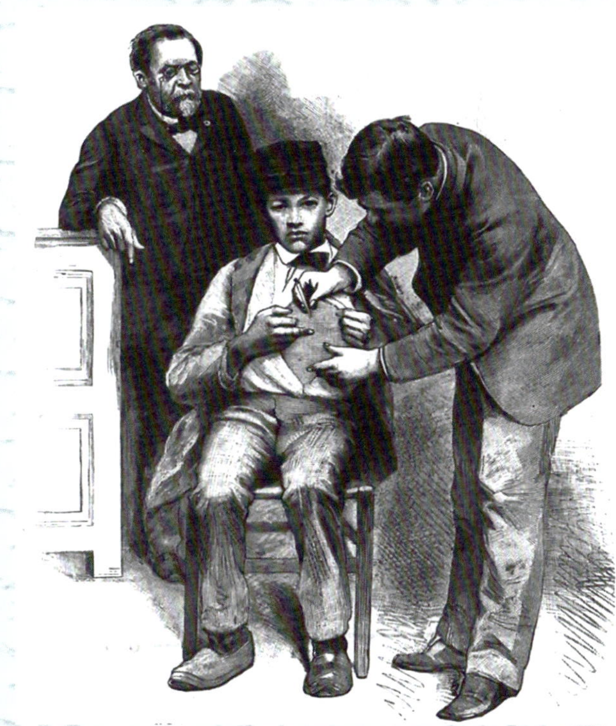

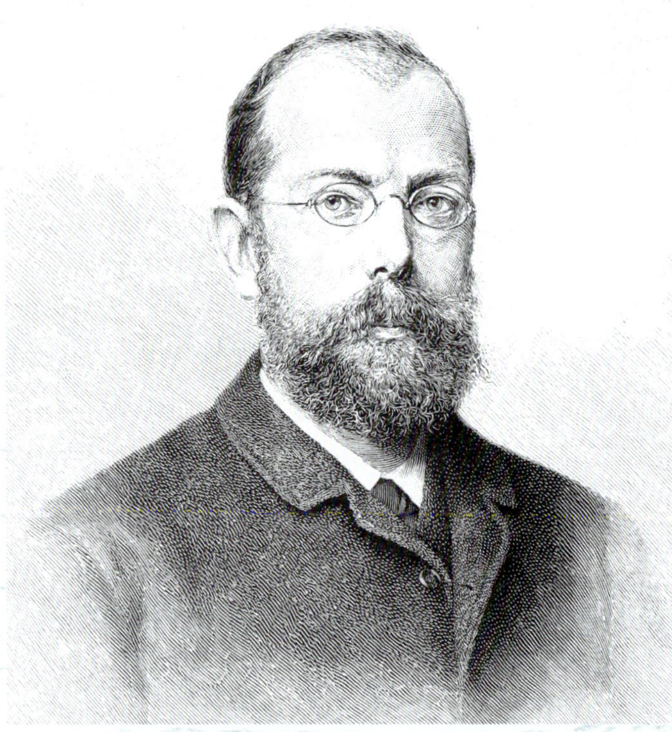

Der deutsche Arzt ***Robert Koch*** (1843-1919) war 20 Jahre jünger als der Franzose Pasteur, aber bereits ein großer Konkurrent. Er arbeitete über Milzbrand, einer Tierseuche, die ebenfalls für Menschen gefährlich ist.
Im Zuge seiner Forschung an Infektionskrankheiten entdeckte er den Erreger der Tuberkulose, einer die Lunge befallende Krankheit. Damals starben jährlich tausende Menschen. Mit Hilfe der zwar damals neuesten, aber im Vergleich zu heute, sehr einfachen Mikroskope, machte er den Tuberkelbazillus, den Erreger der Tuberkulose sichtbar und forschte nach einem Medikament gegen diese Seuche. Er entwickelte das Tuberkulin, das leider nicht den gewünschten Erfolg brachte.

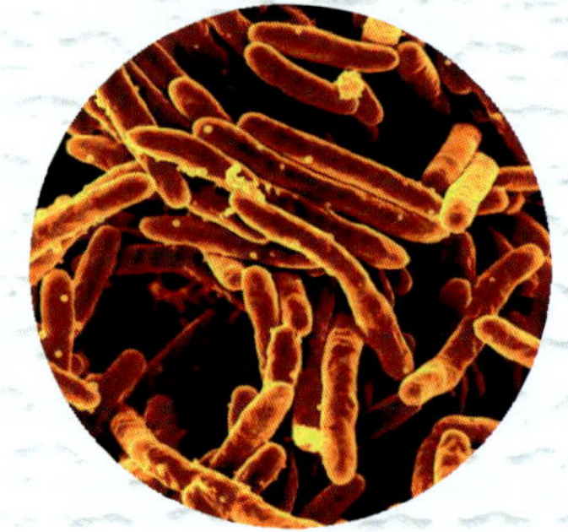

Besondere Verdienste erwarb sich Koch durch die Bekämpfung der Cholera. Als in Hamburg 1892 die letzte große Cholera-Epedemie in Deutschland wütete, wurde Robert Koch um Hilfe gebeten. Er erkannte die furchtbaren hygienischen Zustände in einigen Stadtteilen und veranlasste die Isolierung der Infizierten sowie die Desinfektion der Wohnungen.
Ihm ist zu verdanken, dass Flusswasser, in das ja damals Fäkalien eingeleitet wurden, zum Trinken und zur Körperhygiene nur noch abgekocht verwendet wurde.
Kochs Maßnahmen und sein Einfluss auf die Regierung bewirkte das erste deutsche Seuchenschutzgesetz.

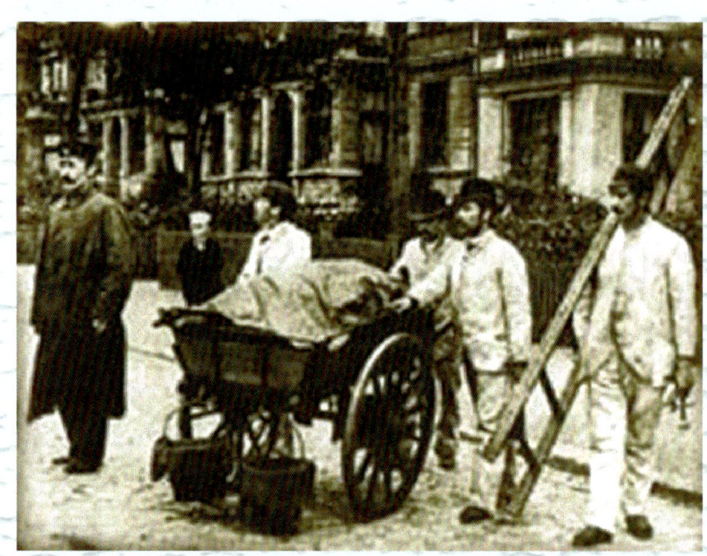

Auf dem Bild siehst du Arbeiter mit einem Wagen voll Brandkalk, der als Desinfektionsmittel verstreut wurde.

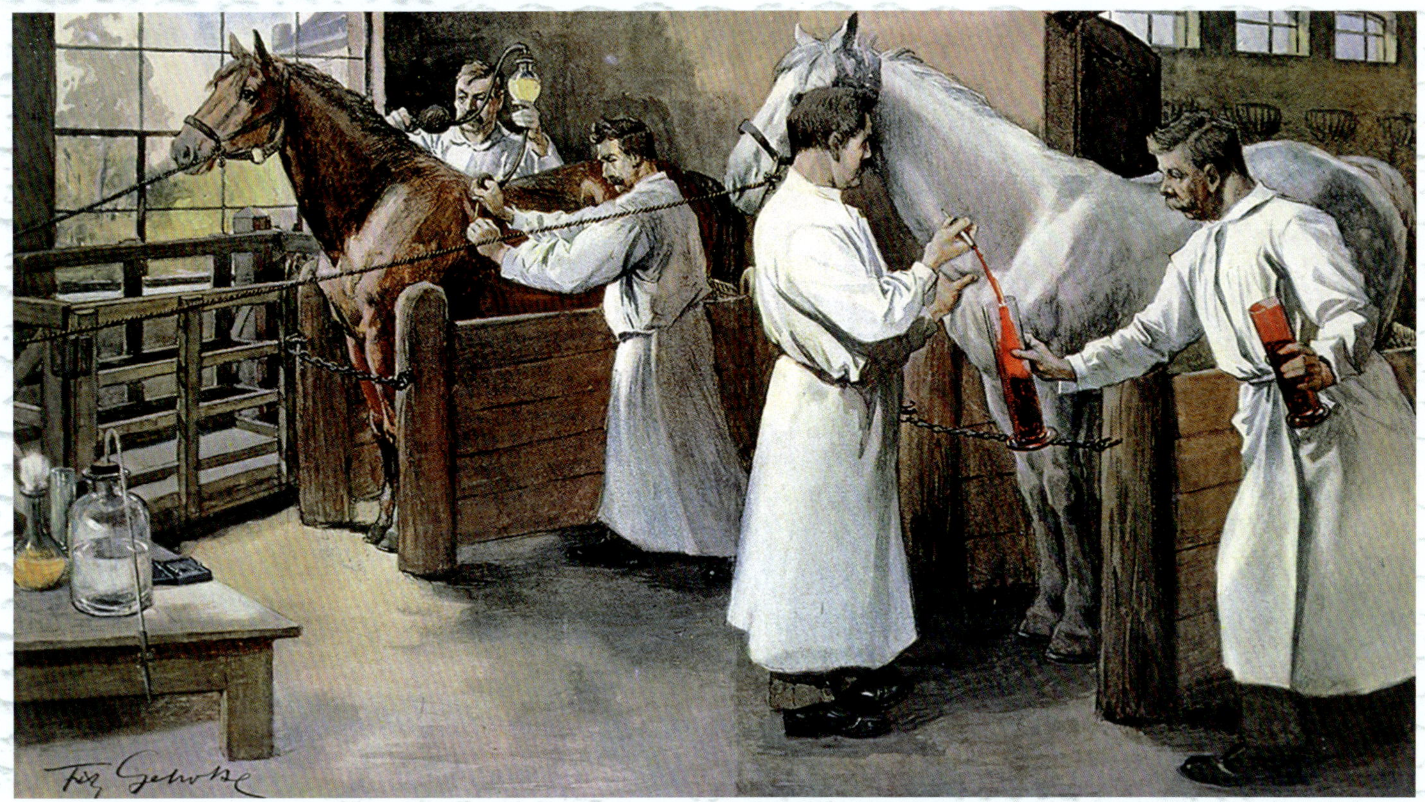

Zur Herstellung des Impfstoffes wurde eigens das Behringwerk in Marburg gegründet

Emil von Behring wurde Robert Kochs Assistent und erforschte die ersten Impfstoffe zur Immunisierung gegen Tetanus und Diphterie, zwei schlimme Krankheiten, die damals häufig zum Tod führten.
Diese ersten Impfstoffe waren allerdings so genannte Passivimpfstoffe. Um sie zu gewinnen, wurde aus dem Blut infizierter Pferde ein Konzentrat von Antikörpern herausgefiltet, das dann den infizierten Menschen verabreicht werden konnte. Es handelt sich dabei um keine echte Impfung, da der Körper keine eigenen Antikörper herstellt und es zu keiner bleibenden Immunität führt. Dadurch werden Erkrankte geheilt.
Behring wurde später Oberarzt in der berühmten Berliner Charité und beschäftigte sich mit der Infektologie und Pneumologie, also der Infektionslehre und den Lungenkrankheiten.

Im Gegensatz zur Passivimpfung werden bei einer Aktivimpfung abgeschwächte oder abgetötete Erreger oder auch nur Bestandteile von ihnen verimpft, um den Körper zur Bildung eigener Antikörper anzuregen. Ab und an reagiert der Geimpfte mit Unverträglichkeiten. Eine solche Impfreaktion zeigt, wie das Immunsystem zu arbeiten beginnt, um Antikörper zu produzieren. Dabei erlernt es gleichzeitig den Bauplan des Erregers, merkt ihn sich und kann im Fall eines erneuten »Angriffs« sofort reagieren. Beispiele für Aktivimpfungen sind Tetanus, Polio und Masern.

Impf-Forschung heute

Du siehst, wie wichtig Forschung ist.
Ärzte sind heute fast immer spezialisiert: Zum Beispiel auf Augen, Hals-Nase-Ohren, innere Organe, Bewegungsapparat. Oder sie sind Chirurgen, die uns notfalls aufschneiden, um etwas Krankes zu entfernen oder sie vernähen Wunden nach einem Unfall. Viele von ihnen haben sich noch weiter spezialisiert, weil es nämlich ganz schön schwierig ist, alles an und in unserem Körper zu kennen und bei einer Krankheit zu behandeln.
Außer den Ärzten, die Menschen behandeln, gibt es noch viele, die forschen. Sie arbeiten meist in großen Laboren.Unterstützt werden sie oft von Wissenschaftlern wie Biologen, Pharmazeuten, Chemikern, Physikern und anderen. Gemeinsam arbeiten sie an der Lösung von Problemen unserer Gesundheit. Sie haben es sich zur Aufgabe gemacht, die für den Menschen so gefährlichen Erreger zu identifizieren und Schutz- und Behandlungsmöglichkeiten gegen diese zu finden. Durch tausende Ideen und Versuche sowie Diskussionen mit Kollegen in der ganzen Welt kommen sie dann zu einem Ergebnis, mit dem man neue Krankheiten bekämpfen kann.

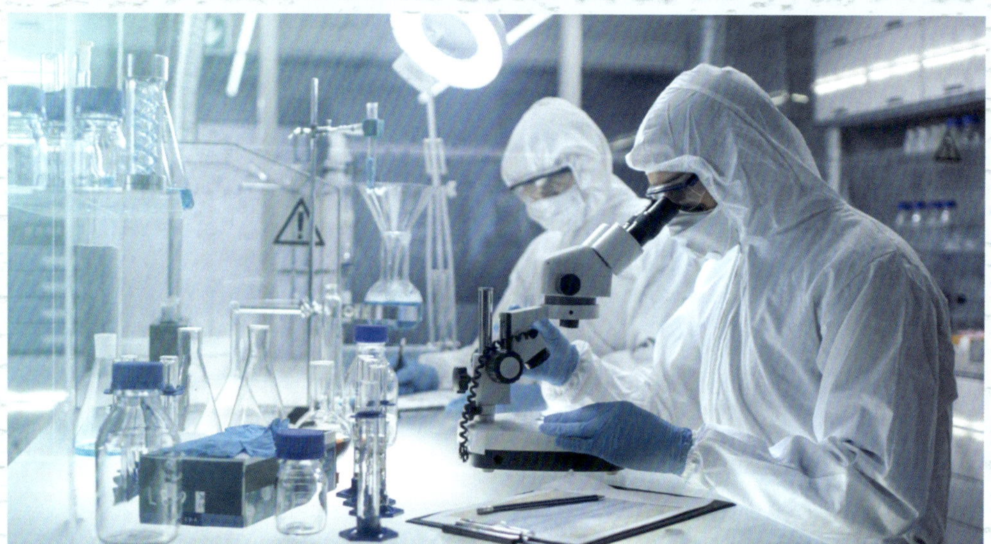

Virologen sind die auf Virenforschung spezialisierten Biologen und Mediziner. Sie beschäftigen sich mit den für die Menschen so gefährlichen, häufig durch scheinbar unsichtbare Erreger hervorgerufenen Infektionskrankheiten. Viren verbreiten sich oft rasant schnell von Mensch zu Mensch, durch deine Kontakte zu Freunden, Familie und Verwandten. Sie sind gefährlich!
Tausende, ja Millionen Menschen starben an solchen Krankheiten, als es noch keine passenden Medikamente und Impfstoffe gab.

Typische Kinderkrankheiten

Kinderlähmung, Masern, Windpocken, Mumps und Keuchhusten sind einige von den Kinderkrankheiten, die früher viele Kinder nicht überlebten. Heute sind diese schlimmen Krankheiten nicht völlig ausgerottet, aber doch erheblich eingedämmt und das dank der Impfungen. Windpocken und Masern haben z.B. deine Großeltern noch gut in Erinnerung:
Doch auch Erwachsene können diese Krankheiten bekommen, wenn sie nicht geimpft sind. Oftmals dann sogar schlimmer als Kinder.

Masern

Masern zählen zu den »Kinderkrankheiten«. Sie sind durch einen ganz typischen roten Hautausschlag am ganzen Körper und im Gesicht ziemlich leicht zu erkennen.

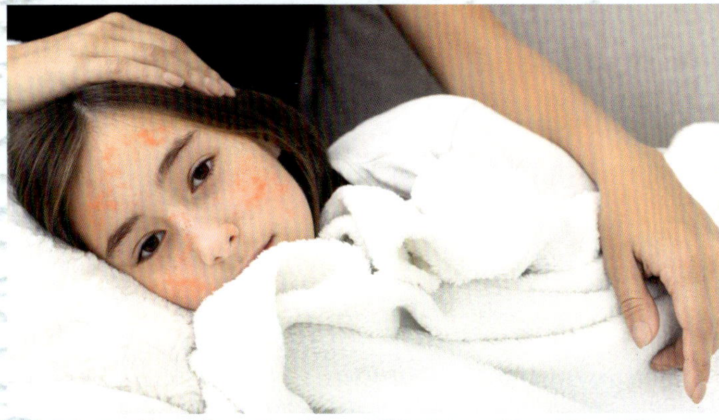

Masern werden durch das *Measles morbillivirus* hervorgerufen und sind durchaus nicht ungefährlich. Sie führen häufig zu hohem Fieber und einem allgemeinen Unwohlsein, bis hin zum Erbrechen. Außerdem führen sie gelegentlich auch zu Gehirn- und Lungenentzündungen, die sogar tödlich enden können.

Da Masern sehr ansteckend sind und Epidemien auslösen können, wurde in vielen Ländern, so auch im Jahr 2020 in Deutschland, eine Impfpflicht gegen das Masernvirus eingeführt.

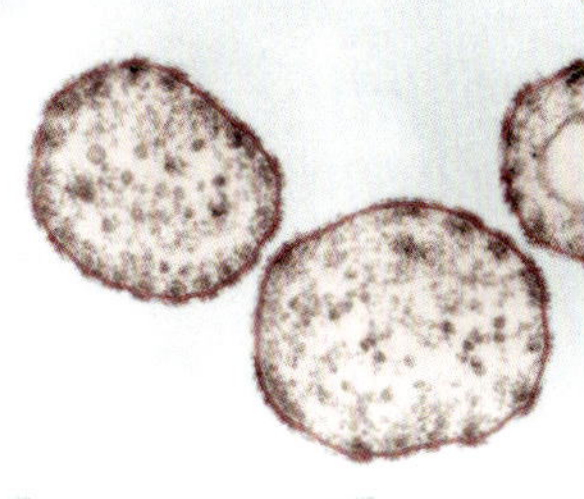

Außer Masern sind **Röteln** eine verbreitete Virusinfektion, die besonders Schwangeren und den in ihnen heranwachsenden Babys gefährlich werden können. Deshalb sollten sich Mädchen frühzeitig impfen lassen.

Windpocken

Diese, durch das *Varizella-Zoster-Virus* hervorgerufene Infektion, ist besonders unangenehm. Man hat am ganzen Körper stark juckende Pusteln, kleine Bläschen, mit wässrigem Inhalt, die man keinesfalls aufkratzen darf, da sie sonst sehr hässliche Narben hinterlassen.

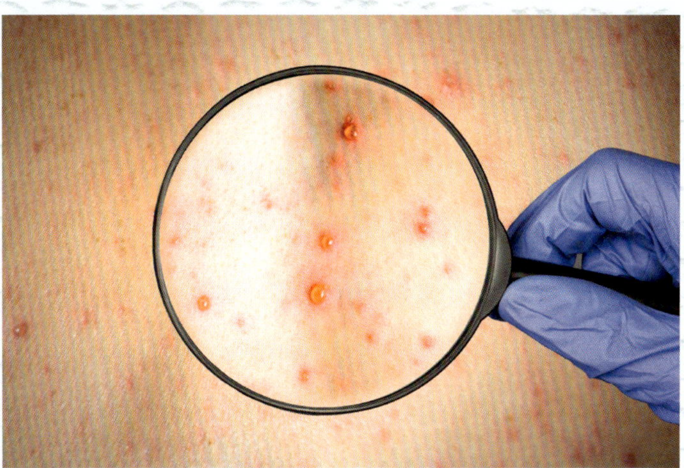

Für Kinder sind Windpocken zwar sehr unangenehm, aber nur recht selten mit gefährlichen Nebenerscheinungen verbunden. Selten kommt es zu Gehirn- oder Lungenentzündungen. Etwas anderes sind die möglichen Spätfolgen, die man als älterer Erwachsener durch das Virus bekommen kann. Es nistet sich nämlich in die Gehirn- und Rückenmarksnervenzellen ein und kann nach Jahrzehnten als sehr schmerzhafte »Gürtelrose« wieder ausbrechen.

Während Kinder schon frühzeitig eine entsprechende gegen Windpocken wirksame Impfung erhalten, sollten sich Erwachsene später gegen eine Herpesinfektion impfen lassen. Windpocken werden übrigens tatsächlich vom Wind über etliche Meter übertragen.

Kinderlähmung ist grausam, Schluckimpfung süß

... so hieß es in den 1960er Jahren, nachdem die Schluckimpfung für diese fürchterliche und folgenschwere Krankheit erfolgreich entwickelt und angewendet werden konnte.
Die Kinderlähmung – auch Polio genannt – war eine seit Jahrtausenden bekannte, weltweit verbreitete Krankheit, von der vor allem Kinder vor ihrem 5. Lebensjahr befallen wurden. Viele starben, andere mussten mit schlimmen Folgen weiterleben.
Der Übeltäter dieser Krankheit ist das Poliovirus *(Enterovirus C),* das meist durch Schmierinfektion durch verschmutzte Hände und schmutziges Wasser übertragen wird.
Einen Beleg dafür, dass diese Krankheit die Menschen schon seit mindestens 3500 Jahren verfolgt, findet man auf einer altägyptischen Steintafel, die einen Jungen mit verkümmertem Bein zeigt, eine typische Folge einer überstandenen Polio-Erkrankung.

Jahrhundertelang trat Polio nur herdartig, auf sehr kleine Gebiete beschränkt, auf.
Erst ab dem 17. und 18. Jahrhundert nahm die Verbreitung zu; ab 1880 nahezu weltweit. Hunderttausende, meist Kinder, erkrankten, tausende starben und ebenfalls tausende trugen bleibende Schäden davon.

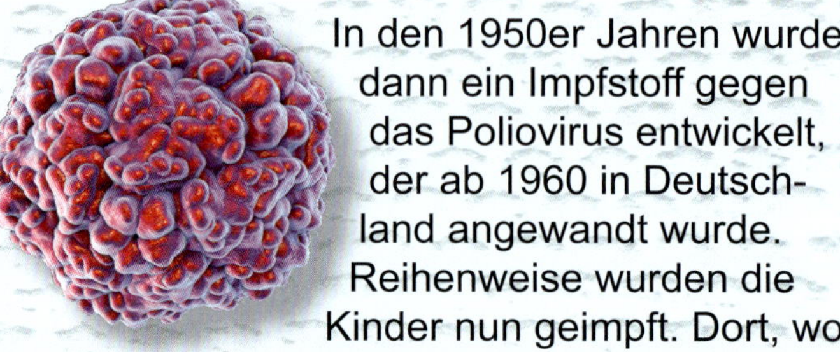

In den 1950er Jahren wurde dann ein Impfstoff gegen das Poliovirus entwickelt, der ab 1960 in Deutschland angewandt wurde. Reihenweise wurden die Kinder nun geimpft. Dort, wo man schnell war, kam es nur noch zu wenigen Fällen.
Heute ist diese Erkrankung nahezu ausgerottet. Nur in ganz wenigen Ländern treten noch vereinzelt Fälle auf.

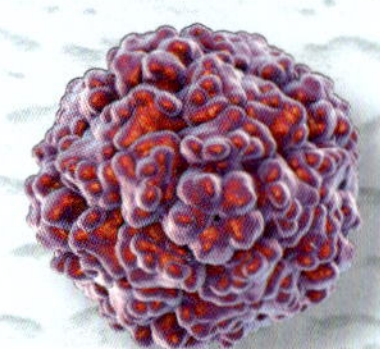

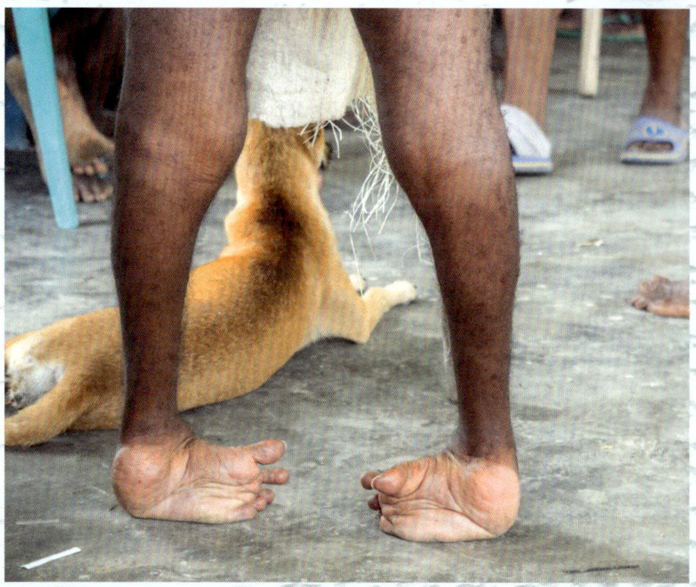

Kinder, die schwer erkrankten, verloren die Kontrolle über ihre Beine. Es kam zu Fehlstellungen der Gelenke. Die Füße steckten in klumpenartigen Schuhen und ihre Beine und Arme wurden von Schienen gehalten.

Die Infektion verursachte eine Entzündung des zentralen Nervensystems und führte dadurch zur Lähmung der Arme, Beine und der Atmung. Die Kinder, die kaum noch atmen konnten, wurden in einer »Eisernen Lunge« behandelt.

Dabei handelte es sich um eine Stahlröhre auf einem Tisch, in der im Atemrhythmus Über- und Unterdruck erzeugt wurde. Bei Unterdruck konnte die Luft durch Mund und Nase in die Lunge einströmen, bei Überdruck wurde die Luft wieder herausgepresst. So hatten die Kinder eine Chance, die Krankheit zu überstehen. Es war das erste Gerät, welches eine künstliche Beatmung möglich machte.
Nur für sehr kurze Zeit konnte ein Patient aus der Eisernen Lunge genommen werden. Heute ist das Beatmen der Patienten viel leichter.

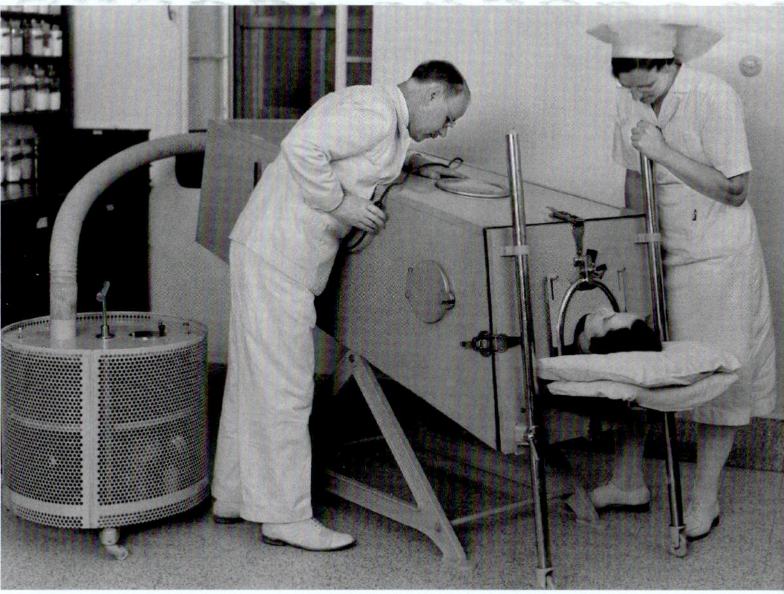

Oben: Nur der Kopf schaute aus der Stahlröhre der eisernen Lunge heraus.
Unten: Zur Schluckimpfung standen die Kinder in Deutschland klassenweise an. Verabreicht wurde meist ein Stück Würfelzucker mit aufgetropftem Impfstoff oder ein Schluck Sirup mit Impfstoff.

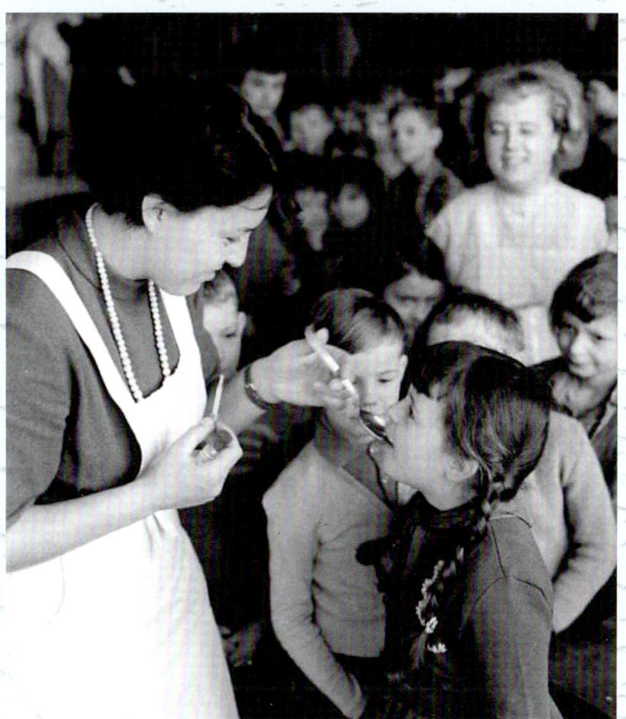

Bei der in den 1960er Jahren in Deutschland verabreichten Schluckimpfung handelt es sich um eine Lebendimpfung mit abgeschwächten Viren.
Seit 1998 wird bei uns nur noch der Totimpfstoff verwendet, der gespritzt wird.
Heute wird meist ein 6-fach-Kombinationsimpfstoff verimpft, der gegen Folgendes wirkt: Diphtherie, Tetanus, Polio, Pertussis, Haemophilus influenzae Typ b (Hib) und Hepatitis B.

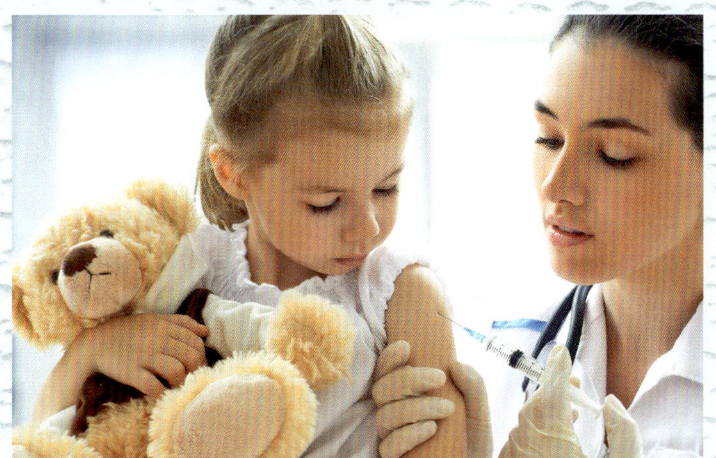

Erreger unter dem Mikroskop

Fast alle Erreger von Infektionskrankheiten zählen zu den Viren oder Bakterien
Wie unterscheiden sich diese beiden Gruppen auf den ersten »Blick« voneinander?

Viren sind um ein Vielfaches kleiner, man kann sie meist nur mit Elektronenmikroskopen sehen. Ihre Form ist häufig rundlich, mit nach außen gerichteten Spikes.

Bakterien sind so groß, dass man sie mit Hilfe eines Lichtmikroskops sehen kann.

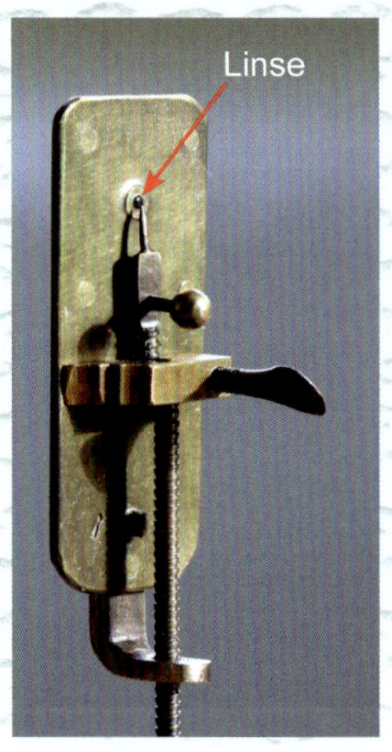

Seine einlinsigen Mikroskope *(links)* mit einer sehr kleinen, fast kugeligen Linse, sehen einem späteren oder gar heutigen, modernen Lichtmikroskop ganz und gar nicht ähnlich. Die von unten kommende Schraube dient der Ausrichtung des Objekts.

Erst die Erfindung des Mikroskops zu Beginn des 17. Jahrhunderts ließ es zu, auch kleinste Teilchen und Lebewesen zu sehen und sie zu beschreiben. Kein Wunder, dass sich die Forscher damit zunächst auf winzige Tierchen und Pflanzen konzentrierten.
Der niederländische Tuchhändler **Antoni van Leeuwenhoek** hatte Ende des 17. Jahrhunderts mit selbst gebauten, einlinsigen Mikroskopen Bakterien entdeckt. Diese aus Zahnbelag stammenden Bakterien waren aber keine Krankheitserreger. Leeuvenhoek interessierte sich aber vor allem für andere Kleinlebewesen und Pflanzenzellen, so dass seine Beobachtungen der Medizin dieser Zeit nicht viel weiterhalf.
Dafür gilt er aber als Mitbegründer der Mikrobiologie.

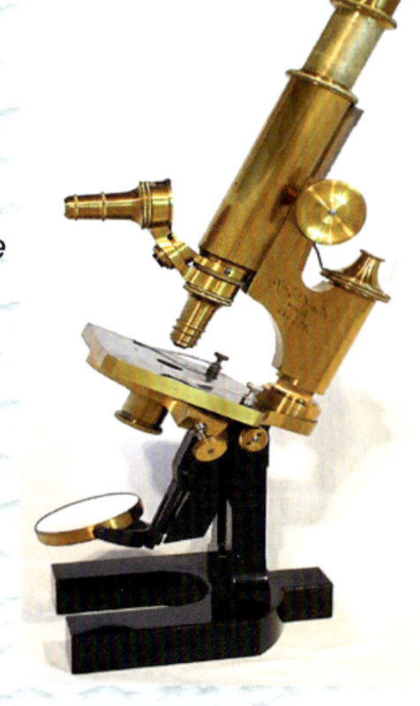

Mit dem hier rechts abgebildeten Mikroskop konnte Robert Koch den Erreger der Tuberkulose, das Tuberkelbazillus, erkennen und nachweisen.

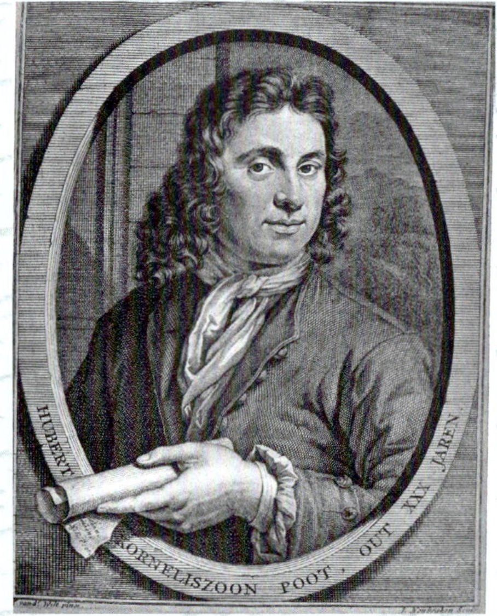

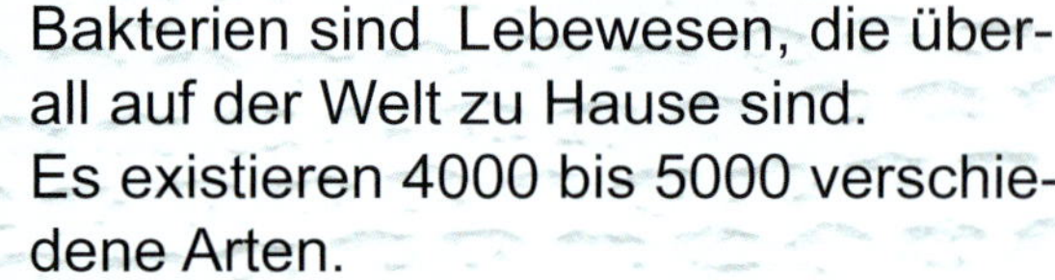

Bakterien sind Lebewesen, die überall auf der Welt zu Hause sind.
Es existieren 4000 bis 5000 verschiedene Arten.
Bakterien gibt es in der Erde, im Wasser, in Pflanzen, in Tieren und Menschen. Sie können nützlich und schädlich sein.
Nützliche findest du z.B.in einem Komposthaufen, wo sie mit anderen Mikroorganismen Blätter und Gemüseabfall zu schleimigem Brei zersetzen.
Gute Bakterien befinden sich in Milch, Quark, Käse und Joghurt.

Was ist das? – ein kleines Glossar

Aktivimpfung
Impfung mit abgetöteten oder abgeschwächten Krankheitserregern zur Immunisierung

Analyse
wissenschaftliche Zerlegung eines Stoffes in seine Einzelbestandteile

Antigen-Test
diagnostischer Schnelltest, der das Vorhandensein oder Fehlen eines Antigens aufzeigt

Antikörper
Proteine, die der Körper zur Bekämpfung eingedrungener Krankheitserreger bildet

Antitoxin
Gegengift, das im Körper vorhandene Gifte unschädlich macht

Booster-Impfung
Auffrischungsimpfung, um die Anzahl der sich bereits gebildeten Antikörper zu erhöhen

Borreliose
Krankheit, die durch Zecken übertragen wird

B-Zellen
Sie erkennen von Viren befallene Körperzellen und töten sie ab.

Dendritische Zellen
hier: aktiviert die T-Zellen zur Vernichtung eingedrungener Viren

Design
hier: Verfahren, bei dem Impfstoffe angepasst werden

Diphterie
von Bakterien verursachte Infektionserkrankung der Atemorgane

DNA
Träger der Erbinformation; bestimmt z.B. wie wir „aussehen“

Enzym
Enzyme sind meist Proteine, die die Stoffwechselprozesse des Körpers steuern.

Erreger
ein Organismus, der eine Krankheit auslöst

Fäkalien
feste Ausscheidungen von Mensch und Tier

FSME
Frühsommer-Enzephalitis=Gehirnhautentzündung

Immunabwehr
Abwehrsystem unseres Körpers gegen eingedrungene Erreger

Immunität
Der Körper hat ausreichende Abwehrmechanismen gegen krankmachende Viren und Bakterien.

Influenza
Grippe oder Virusgrippe; fieberhafte Infektionskrankheit durch spezielle Erreger

Keim
Krankheitserreger, die gesundheitsschädliche Infektionen verursachen

Lebendimpfstoffe
Sie enthalten geringe Mengen vermehrungsfähiger Krankheitserreger, die uns jedoch nicht schaden können. Sie aktivieren das Immunsystem, um Erreger letzendlich abzuwehren.

Leukozyten
weiße Blutkörperchen, die Gesundheitspolizei unseres Körpers

Makrophagen
Fresszellen, die im Knochenmark aus Monozyten gebildet werden = weiße Blutkörperchen

Mikrobiologie
Lehre von den kleinsten Lebewesen

Milzbrand
Erkrankung von Rindern oder Schafen, deren Bakterien lange in der Umwelt überleben können und gelegentlich auch auf den Menschen übergreifen

Organelle
Bestandteil einer Zelle

Parasit
Lebewesen, das andere Lebewesen nur zum eigenen Vorteil nutzt, sich von ihm ernährt

Passivimpfung
Hier werden Antikörper verimpft. Es handelt sich um keine echte Impfung.

PCR Test
genauer Labortest zur Bestimmung von Erregern

Protein
Eiweiß, ein Makromolekül, das aus Aminosäuren gebaut wird

Ribosomen
kleine Teilchen, die aus Proteinen aufgebaut sind und wichtige Bestandteile der Zelle

RNA
einstrangiges Kettenmolekül zur Speicherung von Informationen und Bildung proteinbasierter Strukturen

Serum
Bestandtteil des Blutes, zellfreie Bluflüssigkeit ohne Blutkörperchen und Blutplättchen sowie ohne Gerinnungsfaktoren

Totimpfstoff
Bestandteile abgetöteter oder künstlich hergestellter Erreger, die vermehrungsunfähig sind

T-Zellen
Sie erkennen eingedrungene Erreger und sorgen für ihre Vernichtung.

Virion
Viruspartikel außerhalb der Zelle.
Virionen haben keinen eigenen Stoffwechsel, sind keine Lebewesen.

Ohne Bakterien auf der Haut, auf der Schleimhaut oder im Darm wären wir krank. Sie schützen die Haut und regeln im Darm die Verdauung *(rechts: Escherichia coli im Darm bei 10 000 facher Vergrößerung).*
Haben wir genug gute Bakterien in uns, können uns die bösen wenig anhaben.

Sogar Bakterien können durch andere Bakterien krank werden. Sie sind dann genauso schlapp und träge wie wir. Sie können sich auch vergiften, Sonnenbrand bekommen oder verhungern. Sie können miteinander kämpfen und Gifte ausscheiden.
In faulen Eiern und verdorbenen Lebensmitteln befinden sich böse Bakterien, die uns krank machen. Essen wir diese verdorbenen Nahrungsmittel, bekommen wir Durchfall und Bauchschmerzen. Die guten in uns lebenden Bakterien werden von den bösen angegriffen. Um Bakterien näher kennen zu lernen und sie behandeln zu können, züchten Forscher sie und entdecken dabei Medikamente, die böse Bakterien in unserem Körper töten sollen: die Antibiotika.
Durch Antibiotika wurde einigen gefürchteten Krankheiten, wie z.B. der Pest, der Schrecken genommen. Wo die Pest heute noch ausbricht, wird sie erfolgreich mit Antibiotika behandelt.

So sehen einige Bakterien aus:

Stäbchenbakterien sind stabförmig. Wir nennen sie Bazillen. Es gibt gute und böse Bazillen. *Escherichia coli* *(links)* wohnt in unserem Darm und hält ihn gesund. Nur unter bestimmten Umständen machen uns Bazillen krank und erzeugen Krankheiten wie Typhus, Diphtherie, Tetanus und Tuberkulose.

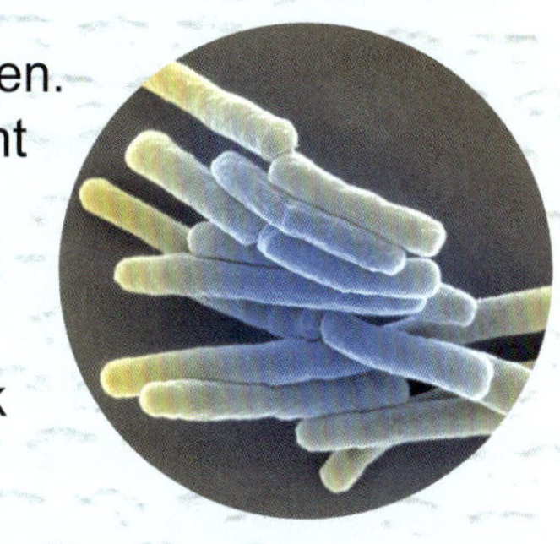

Hier ein Elektronenmikroskop-Foto eines angefärbten Mycobacterium tuberculosis.

Kugelbakterien, so genannte Kokken, wie Staphylokokken, erzeugen eitrige Erkrankungen. Streptokokken und Diplokokken z.B. Scharlach, Lungenentzündung, Endokarditis (Entzündung im Herzen), Nephritis (Nierenentzündung) und Schnupfen.

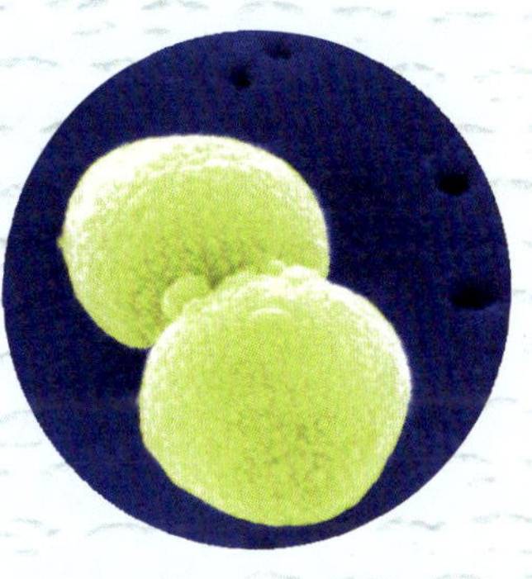

Das Elektronenmikroskop-Foto zeigt Pneumokokken. Sie erzeugen hochgefährliche Entzündungen des Gehirns und der Lunge.

Schraubenbakterien, größer als Stäbchenbakterien, finden sich bei Erkrankungen der Geschlechtsorgane.

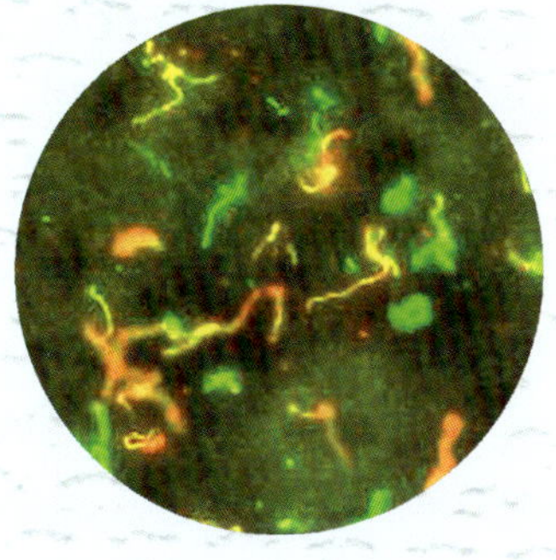

Wie leben Bakterien?

Bakterien wachsen, haben einen Stoffwechsel, vermehren sich und bewegen sich. Sie schwingen sich mit kleinen Haarsäumen und Geißeln vorwärts. Zum Leben brauchen sie Wasser, Salz, Kohlensäure und Phosphor. Manche benötigen Sauerstoff zum Leben (Aerobier), andere leben auch ohne Sauerstoff (Anaerobier). In ihrem Inneren haben sie keinen Zellkern. Dennoch »schwimmen« alle wichtigen Informationen in der Zelle, z.B. die DNA. Sie ist Träger der Erbinformation, dem persönlicher Bauplan. Bakterien lassen sich sehr gut sichtbar machen, indem man sie anfärbt.
Das entdeckte der dänische Bakteriologe Hans Christian Gram (1853-1938). Er konnte als erster Wissenschaftler die Zellwände von Bakterien anfärben und somit sichtbar machen.

Das Bakterium *Clostridium difficile* kommt im Darm von Menschen und Tieren vor und ist eigentlich harmlos. Wird die Darmflora aber durch die langzeitige Einnahme von Medikamenten gestört, scheidet es Giftstoffe aus, die zu schweren Durchfällen führen.
Eine Ansteckung erfolgt meist durch ungewaschene Hände nach dem Toilettengang, eine Schmierinfektion.

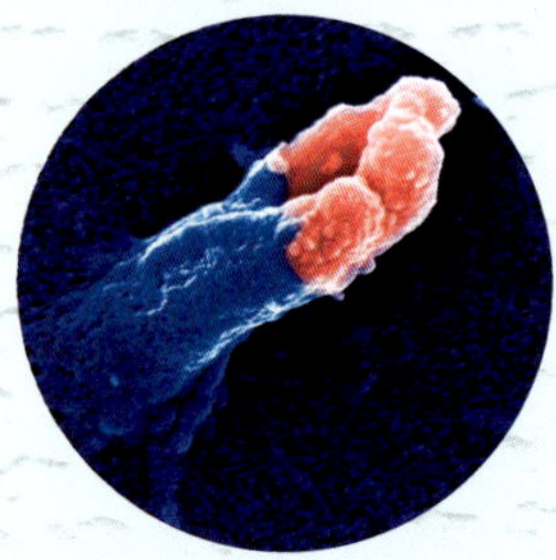

Eine Aufnahme mit dem Elektronenmikroskop lässt das von Robert Koch mit dem Lichtmikroskop entdeckte Tuberkulosebazillus *Mycobacterium tuberculosis* noch einmal ganz anders aussehen.

Wie du siehst, sind Bakterien inzwischen gut erforscht und die Forscher machen mit immer besseren Mikroskopen mit riesigem Auflösungsvermögen Bilder von nützlichen und gefährlichen Bakterien.

Um zu wissen, wie man den Erregern von Infektionskrankheiten entgegenwirken kann, muss man sie besser kennen lernen.
Bakterien haben einen viel einfacheren Bauplan als alle anderen Zellen des Tierreichs. Sie sind Einzeller. Wir zum Beispiel sind Vielzeller.

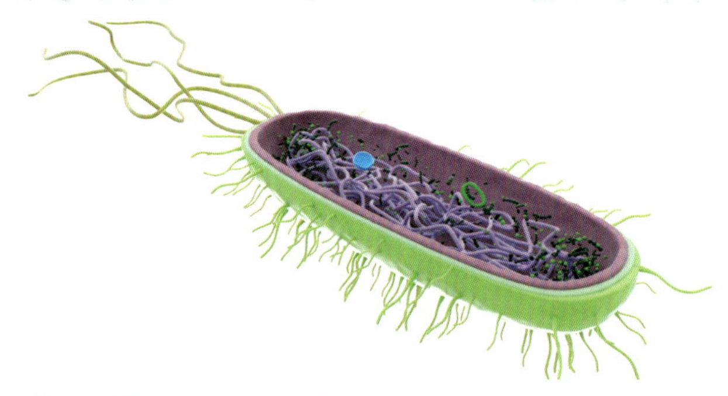

Viele Bakterienarten sind ungefährlich. Im Gegenteil, sie sind für uns und für sehr viele Vorgänge des Lebens nützlich, sogar unverzichtbar. So z.B. in unserem Darm: Würde die Bakterienflora gestört oder vernichtet, hätten wir nur noch Durchfall.
Bakterien kommen im Grunde überall vor: In der Luft, an Gegenständen, an anderen Menschen oder sie werden von Insekten und Zecken übertragen. Es gibt Bakterien, die wie Pilze kleine Sporen bilden, die als Staub durch die Luft schweben und von uns, aber auch von Tieren und Pflanzen, aufgenommen werden.

Bakterien sind unterschiedlich groß.

Bakterielle Infektionen

Einige für uns gefährliche Infektionskrankheiten werden von Bakterien übertragen, z.B. die Borelliose, für die es bisher noch keine Impfung gibt. Borelliose ist eine vom Bakterium *Borrelia burgdorferi* durch Zecken übertragene Fieber-erkrankung, die bei Nicht-behandlung eines Patienten in unregelmäßigen Abständen erneut ausbricht.

Zur Entwicklung ihrer Eier benötigen Zeckenweibchen eine ausgiebige Blutmahlzeit. Während ihrer Saugphase können sie das Bakterium *Borrelia burgdorferi,* das zur Gruppe der Schraubenbakterien zählt, und andere Krankheitserreger, wie z.B die durch das

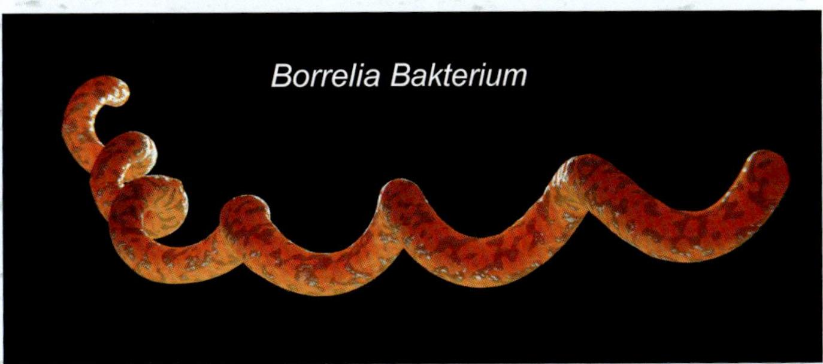

Borrelia Bakterium

Tick-borne encephalitis virus hervorgerufene Frühsommer-Meningo-Enzephalitis (Hirnhautentzündung) übertragen.
Gegen diese von Viren ausgelöste Krankheit, die auch abgekürzt FSME genannt wird, gibt es zum Glück eine Impfung.

Wunderwaffe gegen Bakterien

Im Jahre 1928 entdeckte der Schotte Alexander Flemming ein Mittel, das gegen Bakterien wirkte. Es war mehr oder weniger eine Zufallsentdeckung bei der Analyse von Krankheitserregern.
Auf seiner Untersuchungsprobe bildete sich Schimmel und dort, wo er mit den Erregern in Kontakt kam, starben diese ab. Dieser interessante Schimmelpilz erhielt den Namen *Penicillin* und ist heute eines unserer grundlegendsten Antiobiotika.
Inzwischen wurden verschiedene Antibiotika entwickelt, die gezielter gegen bakterielle Infektionen eingesetzt werden. Viele Krankheiten verloren dadurch ihren Schrecken.

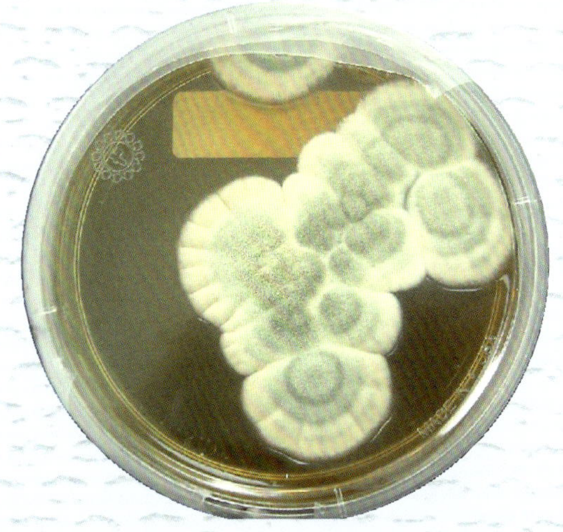

Heimtückische Viren

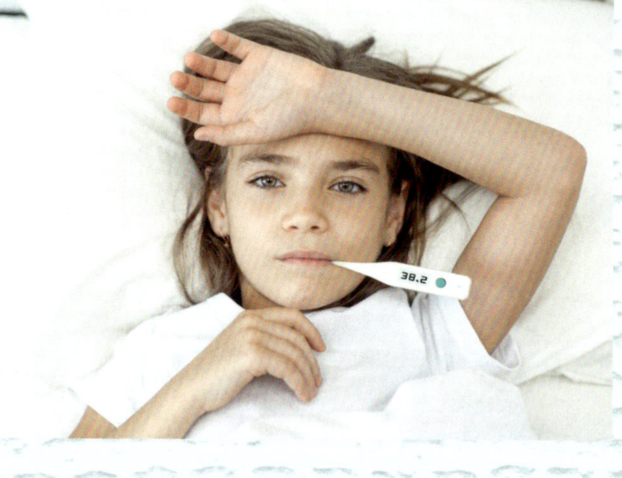

Viren sind eigentlich nur Teilchen und so klitzeklein, dass man sie meist nur mit einem Elektronenmikroskop erkennen kann. Sie ernähren sich nicht, sie atmen nicht, bewegen sich nicht und sie wachsen nicht. Besonders wichtig: Sie können sich nicht selbstständig vermehren, sondern benutzen dafür andere Zellen, die Wirtszellen. Sie bleiben winzig und werden mit dem Blutstrom durch unseren Körper getragen, bis sie die zu ihnen passende Wirtszelle gefunden haben.

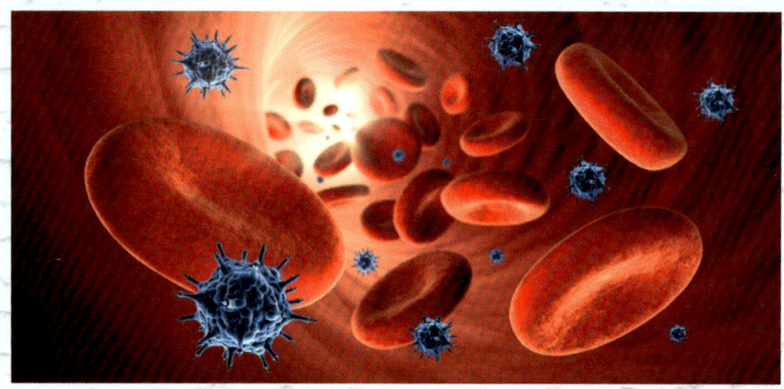

Ein Virus ist also kein Lebewesen. Es heißt auch erst Virus, wenn es in eine Zelle eingedrungen ist. Vorher nennt man es Virion. Virionen können an sehr vielen Orten überleben, weil sie eine schützende Haut, eine Membran, um sich herum tragen. Auf dieser Membran tragen sie Spikes, die wie kleine Stacheln aussehen. So ähnlich wie die an manchen Sportschuhen. Mit diesen Spikes dockt ein Virion an einer Zelle an. Es bohrt sich durch die Zellwand und beginnt sein Werk.
Nun nennen wir es Virus.

Die Viren nutzen unsere Zellen zur Vermehrung und richten dabei gewaltigen Schaden an. Funktioniert unser Immunsystem gut und wehrt sie ab, werden sie unschädlich gemacht. Schaffen sie es aber, in die Zellen unseres Körpers einzudringen, werden wir krank. Während sie wunderbar in uns leben, zeigen wir – je nach Virus – verschiedene Krankheitssymptome.

Das Virion dringt in die Zelle ein, ...

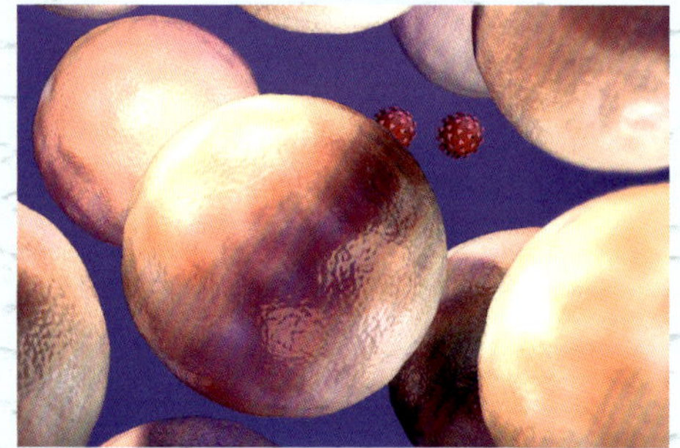

... vermehrt sich in der Zelle. Diese platzt und ...

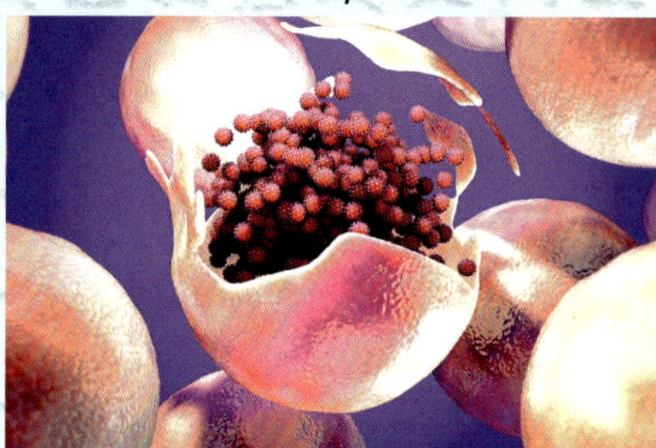

hunderte neue Virionen strömen heraus und infizieren weitere Zellen.

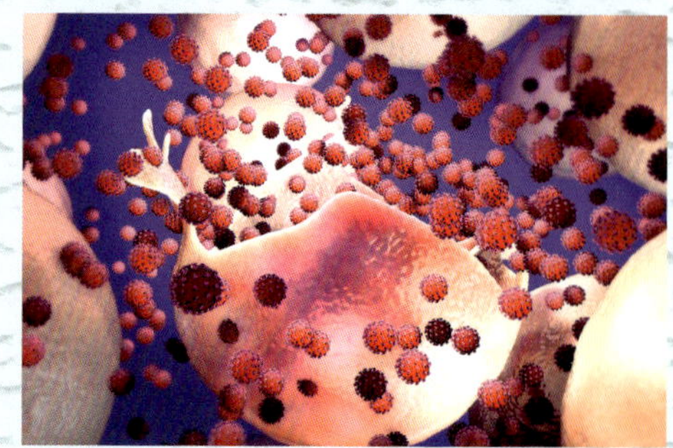

Virionen sind einfach gebaut. Sie bestehen aus einer Hülle, die eine bestimmte Form hat. Darin befinden sich Plasma, Organellen (kleine Bläschen) und das Erbmaterial, DNA, RNA sowie Proteine.

Von den derzeit bekannten, etwa 10 000 Virusarten, haben sich viele auf ganz bestimmte Tiere, Pflanzen oder uns Menschen spezialisiert. Und diese haben sich wiederum auf bestimmte Organe spezialisiert. Manche auf den Hals-Nasen-Ohrenbereich, andere tummeln sich in der Lunge, am Herzen, aber auch im Magen und Darm. Manche Viren besetzen das Nervensystem und verursachen z.B. eine Gehirnhautentzündung.

Das Tabakmosaikvirus hat sich auf den Befall von Blättern spezialisiert und zerstört darin das Blattgrün.

Virionen gelangen oft per Wassertröpfchen aus dem Atem eines anderen sowie durch andere Substanzen in unseren Körper. Schnell machen sie sich in Rachen und Nase auf den feuchten Schleimhäuten breit und dringen in das Blut ein.

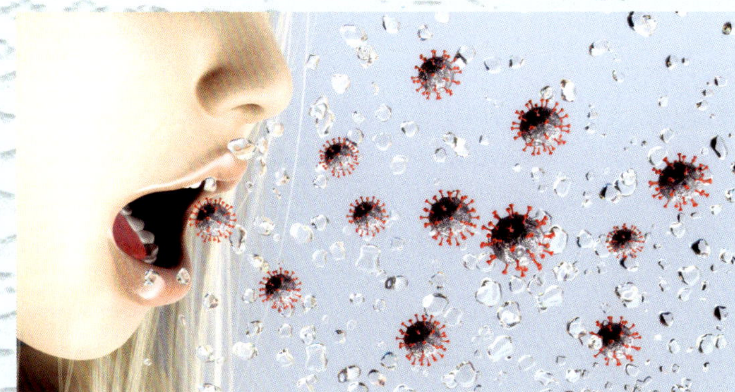

Nun geht die Reise durch den Körper. Dort, wo sie eine passende Zelle finden, docken sie an und erobern diese. Bald haben die Viren in den Zellen das Sagen, denn sie tun nur noch, was das Virus »befiehlt«.

Viren schleusen dabei ihre eigenen Erbanlagen ein und veranlassen, dass unsere Zellen nach ihrem Bauplan neue Virennachkommen herstellen. Sobald die Zelle platzt, verbreiten sich die neuen Virionen, kapern die nächsten Zellen wie Piraten und vermehren sich ebenso weiter. Dennoch – Viren sind eigentlich vorsichtig. Es liegt nicht in ihrem Interesse, uns mit unseren für sie wundervollen Wirtszellen zu vernichten. Warum sterben dennoch so viele Menschen?

Ihr Immunsystem hat nicht genügend Antikörper. Mit Fieber und Schleim versucht der Körper die Viren zu bekämpfen. Doch vergeblich: Das Immunsystem versagt.
Um dieses erfolgreich zu unterstützen, um vorzubeugen, kann eine vor dem Befall mit Viren verabreichte Impfung helfen.

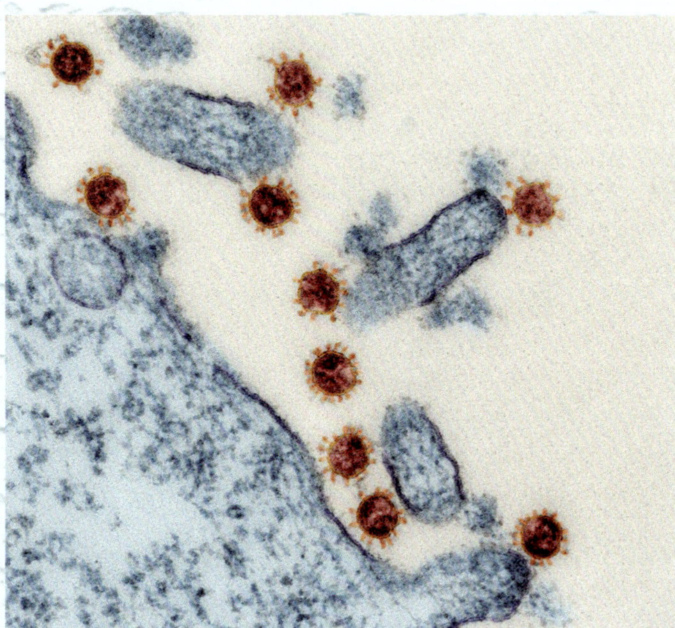

Diese elektronenmikroskopische Aufnahme zeigt dir echte Coronaviren.

Virusinfektionen bedrohen unser Leben!

Unangenehm, doch für uns eher harmlos: der durch Viren verursachte **Schnupfen**.

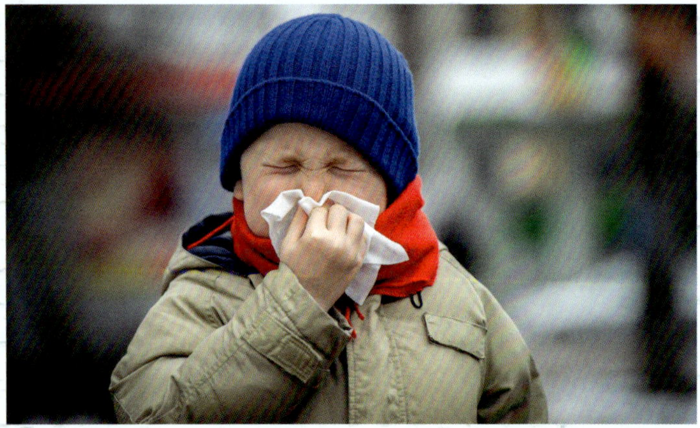

Ist dir auch aufgefallen, dass viele Menschen, vielleicht auch du, während der Coronawinter weniger oder gar keinen Schnupfen hatten? Wegen der Maskenpflicht konnten dich auch die Schnupfenviren nicht so leicht infizieren.

Unangenehmer, ja sogar deutlich gefährlicher, sind viele andere durch Viren hervorgerufene Krankheiten, wie z.B. die **Echte Grippe**, nach dem sie auslösenden *Influenzavirus* auch **Influenza** genannt. Sie ist nicht so leicht von einer gewöhnlichen Erkältung zu unterscheiden, kann aber bei älteren und ohnehin kranken Personen sehr problematisch verlaufen und sogar zum Tod führen. Die Grippe-Pandemie H1N1 2009/10 wurde unter dem Namen »Schweinegrippe« bekannt.

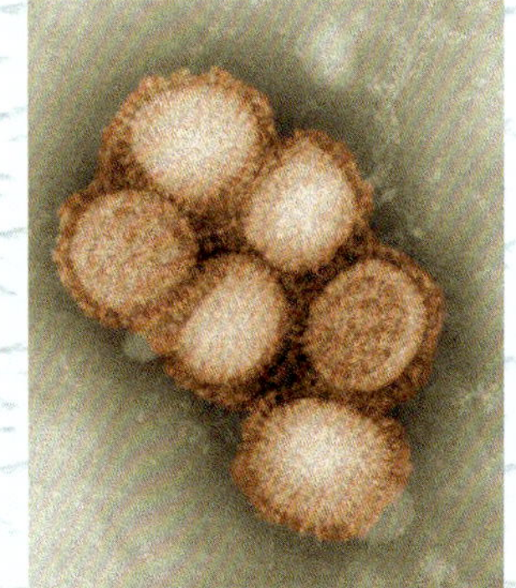

Gegen Grippe kann geimpft werden. Das nutzen viele Berufstätige sowie ältere Menschen.

Interessant an der Entwicklung dieses Impfstoffs ist, dass für die Anzucht der Viren weltweit jährlich 500 Millionen Hühnereier in speziellen Brutmaschinen angebrütet werden müssen. Hühnereier eignen sich deshalb besonders gut, weil sie lebende Zellen enthalten.

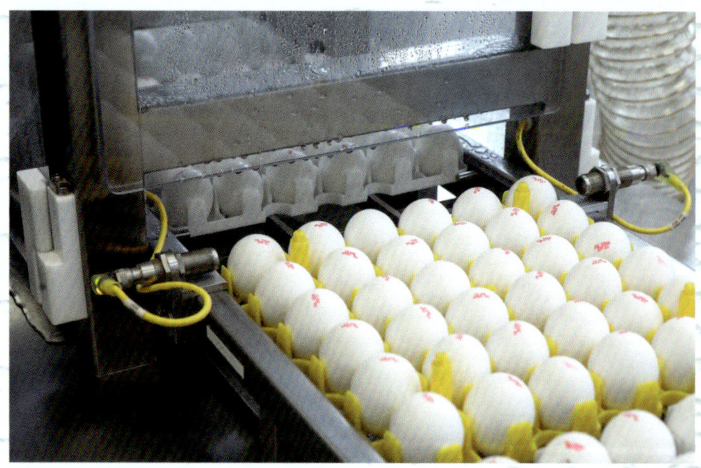

Doch wir wollen noch einen Blick auf andere allgemein bekannte und gar nicht schöne Viruserkrankungen werfen:
Bestimmt bist du als Baby oder Kleinkind gegen eine ganze Reihe von Krankheiten geimpft worden. Dein Immunsystem hat dadurch die nötigen Informationen zur Abwehr dieser Krankheiten erhalten, und dein Körper konnte Antikörper bilden. Doch das war leider nicht immer so. Früher starben viele Kinder an Krankheiten, die von Viren, aber auch von Bakterien übertragen wurden.

Die Zeit des Impfens begann 1958

Selbst wenn Versuche zur Immunisierung von Menschen schon vor einigen hundert Jahren begonnen haben, hat das richtige, vorsorgliche (prophylaktische) Impfen erst 1958 begonnen.

Impfen ist keine Behandlung einer ausgebrochenen Krankheit.
Impfstoffe regen vielmehr unser Immunsystem zur Herstellung eigener Abwehrkräfte, der Antikörper, an.
In Impfstoffen befinden sich – wie du schon gehört hast – entweder abgetötete oder abgeschwächte Bakterien oder Viren oder nur winzige Teile von ihnen. Unser Immunsystem erkennt nach einer Impfung die kleinen Feinde, die eindringen, und bekämpft sie. Der Impfstoff hat zuvor unserem Immunsystem gezeigt, wie die eindringenden Feinde aussehen und hat spezielle »Krieger«, die Antikörper, dagegen aufgebaut.
Diese Information, all das, was unsere Zellen durch die Impfung nun gelernt haben, bleibt in unserem Körper erhalten, wie die Bücher in einer Bibliothek. Geballtes Wissen!
Eines Tages werden wir vielleicht infiziert. Unser Körper reagiert. Er erkennt die Art der Viren oder Bakterien und schickt seine Antikörper zur Verteidigung.
Wenn du geimpft bist, hast du das Glück, dass das Immunsystem deines Körpers die krank machenden Eindringlinge bekämpft. Dann hast du keine oder nur geringe Symptome dieser Erkrankung.

Als Kind geimpft – geschützt für Jahrzehnte

Wer eine Infektionskrankheit übersteht, besitzt einen natürlichen Schutz gegen diese.
Er ist immun, oftmals ein Leben lang.
Kleine Kinder sind empfindlicher gegen zahlreiche Krankheiten, da ihr Immunsystem noch gegen viele Krankheiten keine Antikörper entwickelt hat..
Vielleicht hat sich deshalb der Begriff »Kinderkrankheit« gehalten. Kinder haben, wenn sie klein sind, noch ein schwaches Immunsystem. Ihr Körper musste noch nicht gegen viele Erkrankungen kämpfen. Man erkannte, dass oft Kinder unter 5 Jahre betroffen waren. Das passiert heute kaum noch, denn gegen viele Infektionskrankheiten wird heute geimpft.

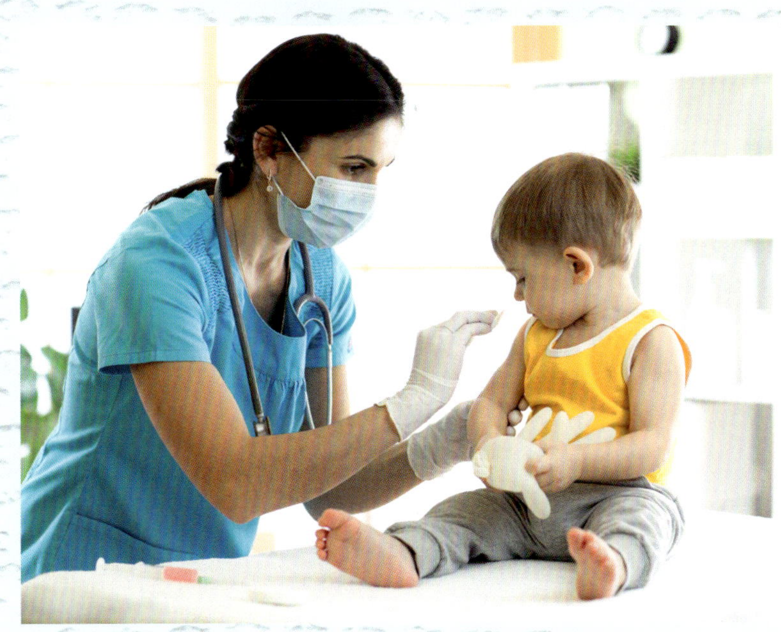

Kleiner Anlass – schlimme Folgen

Beim Skaten hingefallen?
Nicht schlimm, nur drei Kratzer!
Könnte aber schlimm werden, sehr schlimm sogar!

Geringfügige, kleine Verletzungen, die leicht nicht beachtet werden, können, trotzdem zum Tod führen, wenn du nicht gegen Tetanus geimpft bist.

Sobald du dich verletzt und eine blutende Wunde hast, in die Schmutz gelangt ist, kannst du dich mit dem Tetanuserreger, dem Bazillus *Clostridium tetani,* infiziert haben.
Dieses Bazillus ist weltweit verbreitet und kommt überall vor, wo Erde, Schmutz oder gar Mist liegt. Besonders gerne lebt es in guter Gartenerde und Pferdemist.

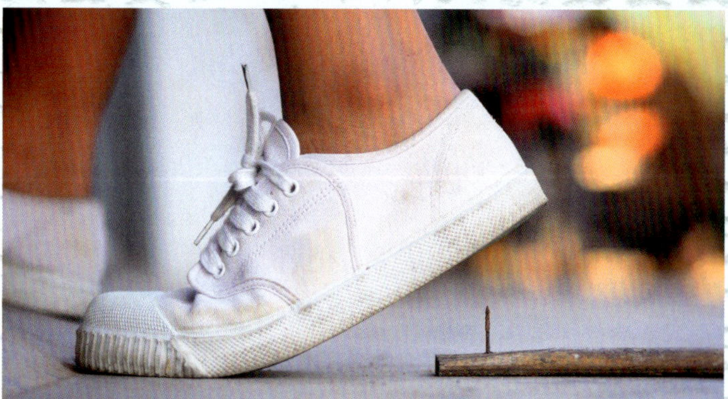

Schon der über 400 Jahre v. Chr. lebende, griechische Arzt Hippokrates beschrieb den furchtbaren, zum Tode führenden Krankheitsverlauf des Wundstarrkrampfes, wie Tetanus auch genannt wird.
Früher starben viele Menschen und auch Tiere an kleinen Verletzungen. Sie hatten sich vielleicht irgendwo einen Nagel eingetreten oder beim Graben in den Finger geschnitten.

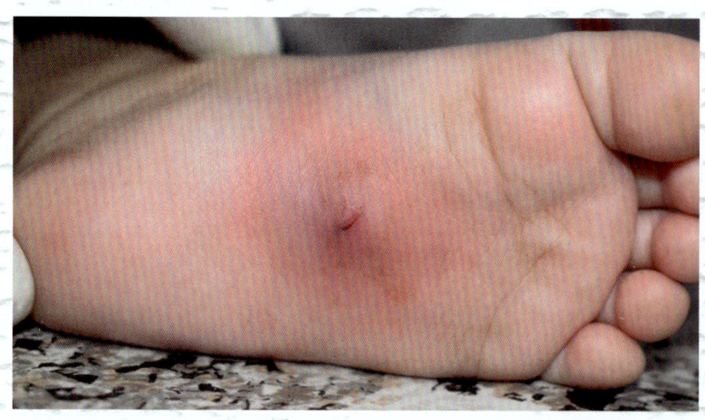

Mehrere Forscher des 19. Jahrhunderts versuchten den Tetanuserreger zu finden und zu isolieren, um dann einen Impfstoff herstellen zu können.

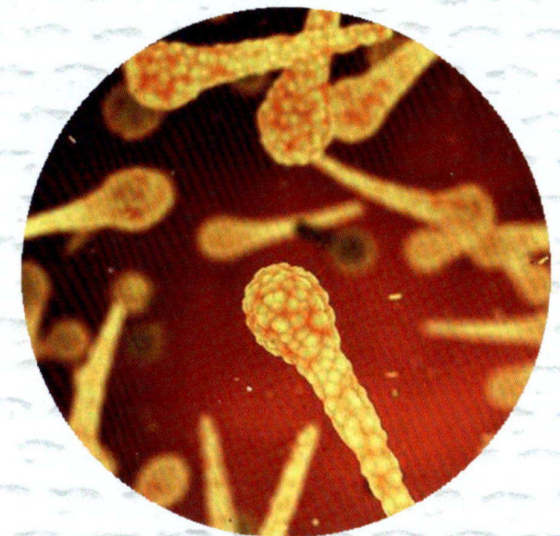

Schließlich gelang es dem mit Robert Koch zusammem arbeitenden japanischen Mikrobiologen **Kitasato Shibasaburō** 1889 das Bazillus *Clostridium tetani* in Reinkultur zu züchten. Damit war die Möglichkeit geschaffen, gemeinsam mit Emil von Behring einen Impfstoff zu erzeugen.

Dieser Impfstoff ist, im Gegensatz zu vielen anderen, ein Antitoxin, also ein Gegengift. Das ist notwendig, weil die beiden Forscher herausfanden, dass nicht das Bazillus selbst krank macht und tötet, sondern seine giftigen Ausscheidungen. Antitoxine werden meist von Großtieren, wie Pferden oder Rindern gewonnen *(siehe auch Bild auf der folgenden Seite).*
Sie bekommen dazu geringe Mengen des Gifts gespritzt und ihr Abwehrsystem produziert die entsprechenden Gegengifte. Spezielle Antitoxine benötigt man z.B. als Gegenmittel bei giftigen Schlangenbissen.

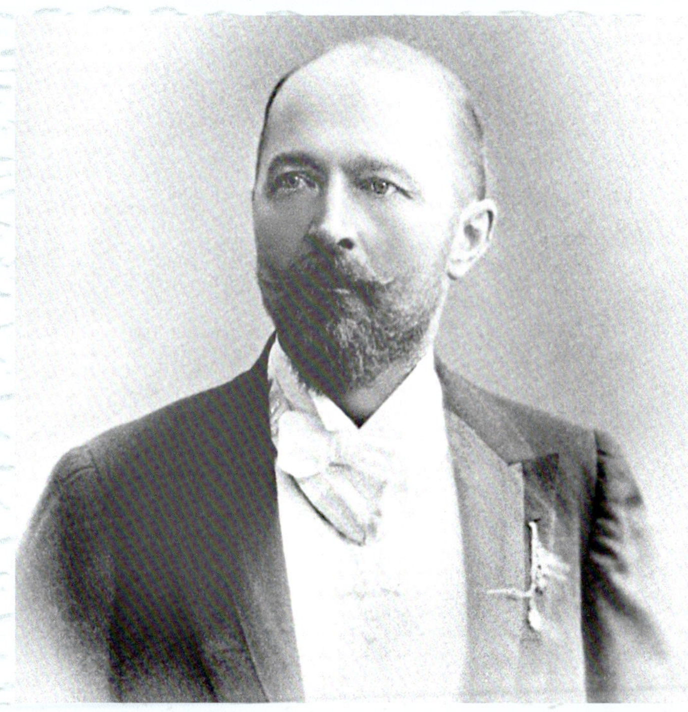

Emil von Behring,(1854-1817) erhielt 1901 den ersten Nobelpreis in Medizin für seine Forschungen.
Nachdem Behring bis 1890 mit an der Erforschung des Wundstarrkrampfs gearbeitet hatte, entdeckte er 1891 ein Mittel gegen Diphtherie.
Er infizierte Pferde und Rinder mit dem Erreger dieser den Rachenraum betreffenden Infektionskrankheit. Das Immunsystem der Tiere reagierte und baute Antikörper auf. Behring gelang es, aus dem Blut der Tiere die Antikörper herauszufiltern. Er erhielt ein Serum, mit dem die Diphtherie hervorragend behandelt werden konnte. Dies war eine Passiv-Impfung, eine Behandlung, bei der das Serum die Antikörper enthält, die direkt gegen die Krankheitstoxine wirken.
Später gelang es ihm auch eine Aktiv-Impfung bei Menschen durchzuführen.

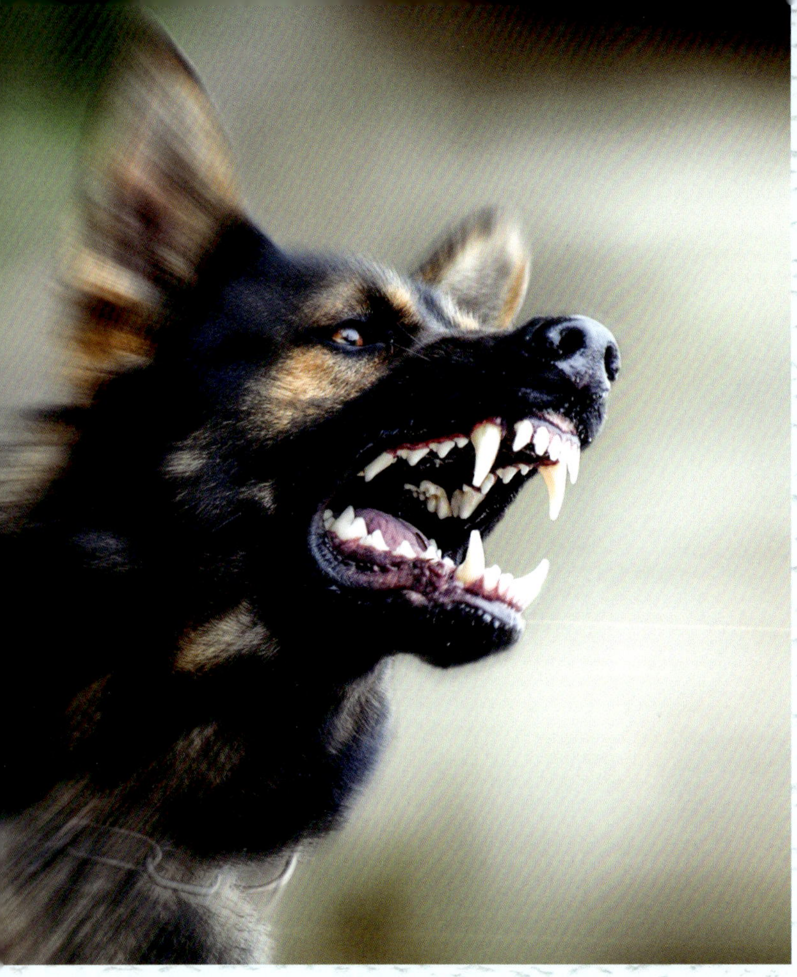

Tödlicher Tierbiss – die Tollwut

Zornige, bissige Hunde sind bei uns nicht unbedingt tollwütig, aber trotzdem manchmal gefährlich!
Die Tollwut auch »Wutkrankheit«, »Lyssa« oder »Rabies« genannt, wurde bei uns nahezu vollständig ausgerottet.
Ganz selten kommt es vor, dass illegal aus dem Ausland eingeführte Hunde Tollwut mitbringen. Solche Fälle lösen dann eine große Impfaktion aus. So geschehen 2021, als ein heimlich nach Deutschland eingeführter Welpe die Tollwut mitbrachte und 41 Menschen vorsorglich geimpft werden mussten.

Die Bezeichnung »Wutkrankheit« enthält damit schon einen Hinweis auf die furchtbaren Symptome dieser Krankheit, die das Gehirn mit einer tödlichen Entzündung befallen.
Die Tollwut gehört zu den Zoonosen, wird also ursprünglich von Tieren übertragen, welche die Wirte dieser Viren sind. Die Übertragung erfolgt durch Biss oder die Berührung des virushaltigen Speichels mit einer menschlichen Wunde. Überträger waren vor allem Fledermausarten, Füchse und Hunde. Grundsätzlich können aber alle warmblütigen Tiere, also Säugetiere und sogar Vögel, Träger der Tollwutviren sein.

Da die Tollwut weltweit sehr verbreitet ist und jährlich nach Schätzungen der Weltgesundheitsorganisation (WHO) fast 60 000 Menschen an ihr sterben, ist eine Impfung von Tieren äußerst wichtig.
Bei uns lässt jeder verantwortungsvolle Tierbesitzer seine Tiere regelmäßig gegen Tollwut impfen. Nicht nur Hunde und Katzen, sondern auch Weidetiere, die ja draußen von einem infizierten Tier gebissen werden könnten. Sogar Wildtiere, wie Füchse, wurden bei uns geimpft.

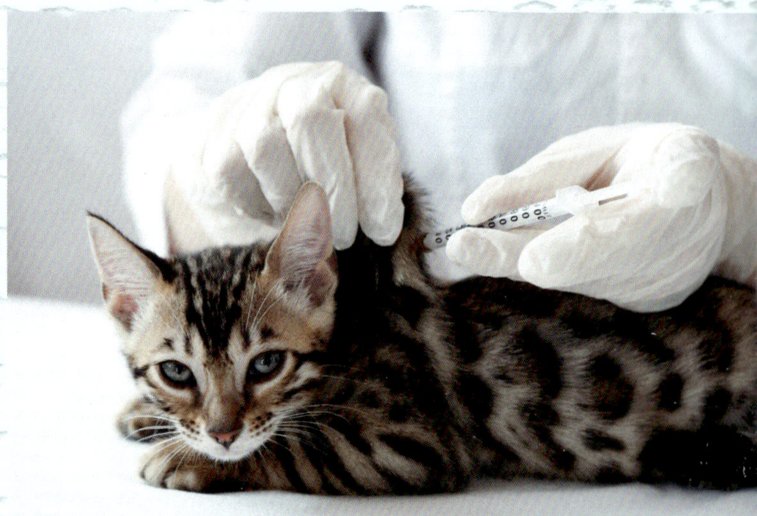

Wie impft man Füchse, wirst du fragen? Nicht ganz einfach, aber durchaus möglich: Es wurden bei uns, aber auch in vielen anderen Ländern, Millionen Köder mit Impfstoff verteilt. Manche wurden über sehr unwegsamen, großen Gebieten sogar von Flugzeugen aus abgeworfen. Wenn bei diesen Aktionen nicht alle Tiere erreicht wurden, machte das nichts, weil bereits infizierte sehr schnell starben und das Virus dann keinen neuen Wirt mehr fand. Selbst in entlegene Winkel der Erde dringt das Militär vor, um dort Haustiere zu impfen, wie auf dem Bild in Papua-Neuguinea zu sehen ist, wo eine Katze geimpft wird.

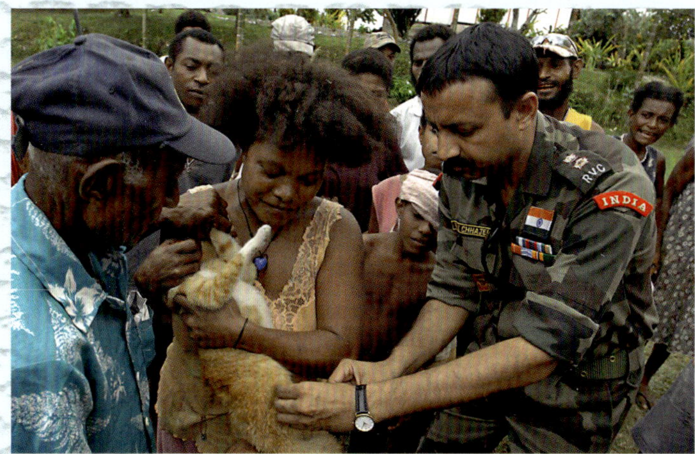

Weiter vorn hast du schon gelesen, dass Louis Pasteur 1885 erfolgreich einen Jungen impfen ließ. Der Junge war von einem tollwütigen Hund gebissen worden und wäre sonst daran gestorben.
Damit begann das erfolgreiche Impfen gegen diese gefährliche Krankheit.
Nachdem der virushaltige Speichel des kranken Tieres in die Haut des Menschen eindringt, vermehrt sich der Erreger zuerst an den Muskelzellen.

Von dort aus breitet er sich über die Nerven bis in das Gehirn aus. Es treten erste Symptome auf. Im Gehirn vermehren sich die Viren weiter und gelangen von dort aus in andere Organe. Der Erkrankte hat furchtbare Schmerzen und Krämpfe und wird zunehmend aggressiv. Sein Verhalten gleicht bald dem eines wilden Tieres.

Die Viren können über Speichel und Schweiß des Infizierten an andere Menschen übertragen werden. Sobald die Krankheit ausgebrochen war, verlief sie tödlich.
Lange konnte man die Tollwut nicht behandeln. Die Menschen starben, bis ein Impfstoff gefunden wurde.
Durch sofortige Impfung nach Kontakt mit einem tollwütigen Tier, z.B. einem Fuchs, einem Hund oder einer Katze wird die Krankheit behandelt. Geimpft wird mit einem Aktivimpfstoff, also mit toten Viren.

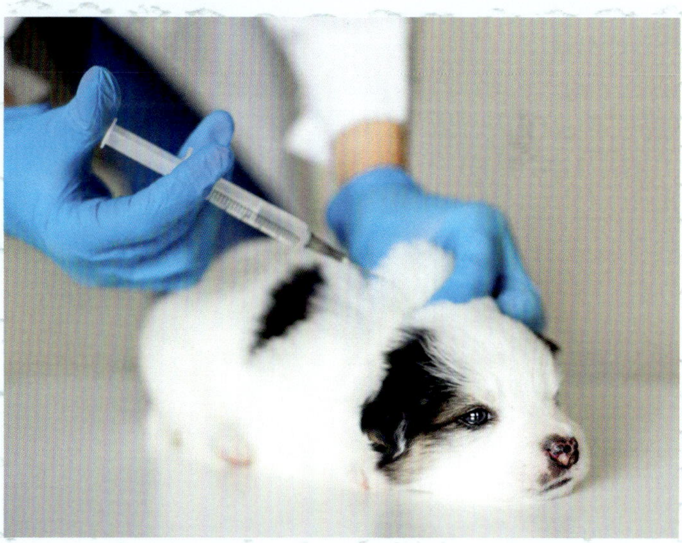

Die Tollwut ist bei uns zwar ausgerottet, doch damit das auch so bleibt, sollten alle Haustiere, die auch nach draußen kommen, weiterhin dagegen und gegen andere Krankheiten geimpft werden.

Wie und wo du dich ansteckst

Du warst spielen oder mit deinen Eltern einkaufen. Überall, wo Menschen sich treffen, begegnen sich auch Kranke und Gesunde. Du oder deine Eltern begrüßen Freunde und Bekannte und schon kann es passieren:

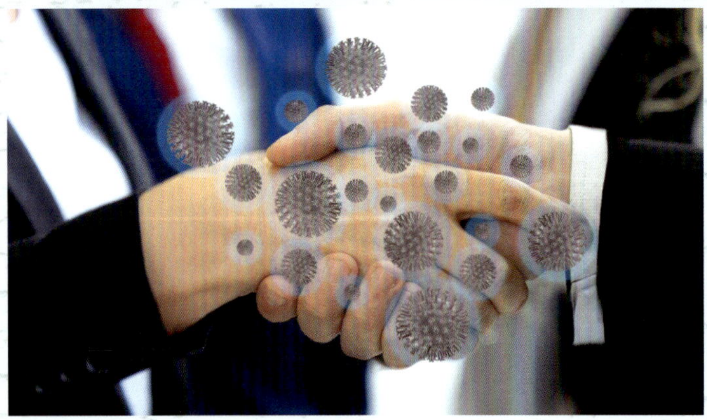

Kontakt- oder Schmierinfektion

Manche Krankheitserreger lauern auf der Haut, auf Gegenständen oder im Staub. Sie werden durch Kontakt übertragen. Sie scheinen tot zu sein, aber in dem Augenblick, in dem du jemanden berührst, besteht die Gefahr, Krankheitserreger aufzunehmen. Auf allem, was du anfasst, können Erreger lauern. Du wischst sie mit deiner Hand oder Kleidung ab. Weil wir aber leider mit unseren Händen unser Gesicht berühren, haben die Erreger einen kurzen Weg, um dann über Mund und Nase einzudringen.

Tröpfcheninfektion

Du weisst, dass du niemand anderen anniesen oder anhusten sollst. In dem Moment, in dem du das tust, bildet sich eine kleine, feuchte Wolke, in der du die Krankheitserreger auf den anderen Menschen schleuderst. Das nennt man Tröpfcheninfektion.

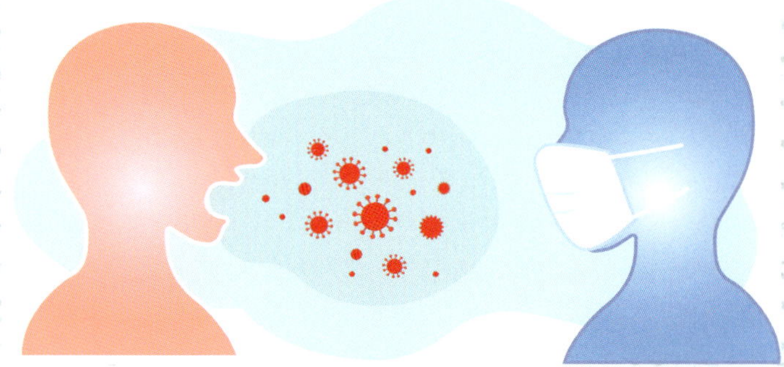

Dein Gegenüber kann sich gar nicht dagegen wehren und atmet die Erreger ein. Ganz schnell bekommt auch er den Schnupfen, Husten und Schlimmeres.
Selbst wenn du nur ausatmest und einem anderen Menschen gegenüberstehst, kann er infiziert werden.
Deshalb bestand z.B. während der Coronapandemie auch die vernünftige Pflicht zum Tragen einer Maske.

Beobachte einmal draußen bei kaltem Wetter wie weit deine Atemwolke mit unzähligen kleinen Tröpfchen, den Aerosolen, noch zu sehen ist.

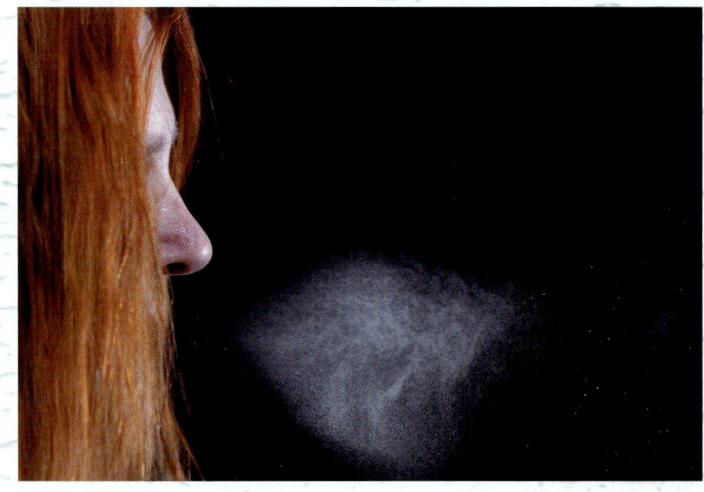

Hygienisch sauber!

Die Hygiene ist für unser Leben wichtig.
Das ist auch eine grundlegende Erkenntnis der Medizin.
Sauberkeit und Keimfreiheit bedeuten Gesundheit, und du weißt ja selbst, wie gut beim Arzt und im Krankenhaus darauf geachtet wird.
Alles wird desinfiziert, Schutzkleidung wird getragen und noch vieles mehr.

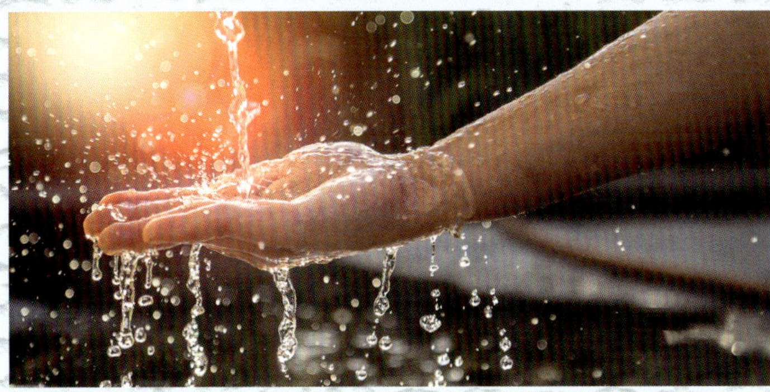

Dass Leitungswasser sauber ist, ist für dich eine Selbstverständlichkeit und dass Fäkalien – also Kloabwässer – ungeklärt nicht in Flüsse gelangen dürfen, ebenso.
Du kannst das Leitungswasser bei uns unbesorgt trinken, denn es wird ständig auf seine Reinheit hin untersucht und getestet.
In unseren Seen und Bächen kann man planschen und baden, ohne krank zu werden; ihre Wasserqualität wird ständig geprüft.
Du erinnerst dich? Dies verdanken wir zum Teil Robert Koch, der erkannte, dass sich durch Wasser, in welches ungeklärte, ungereinigte Toilettenabwässer geleitet werden, schnell gefährliche Krankheitserreger vermehren und ausbreiten.
Für dich ist es hoffentlich eine Gewohnheit, dir die Hände zu waschen, wenn du auf dem Klo warst oder aus der Schule kommst.
Warum ist das so wichtig?

An unseren Händen bleiben überall krankheitserregende Bakterien und Viren hängen.
Unten siehst du ein Bild, auf dem dies deutlich gemacht wird.

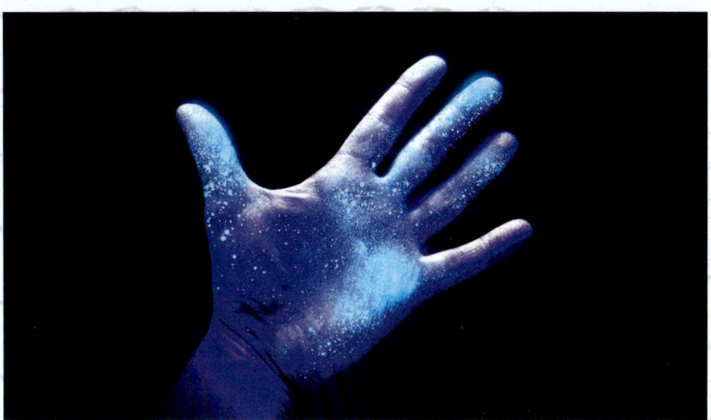

Fasst du mit so einer scheinbar sauberen, aber mit Keimen übersäten Hand etwas an, bleiben Erreger daran zurück, und der Nächste, der z.B. die Türklinke anfasst, infiziert sich.
Es kommt zu einer so genannten »Schmierinfektion«.
Dennoch gehört daheim ein bisschen Schmutz zum Leben dazu. Unser Körper lernt dann schneller, mit Bakterien und anderen Erregern umzugehen. Er wehrt zu einem großen Teil selbstständig Erreger ab, wenn er sie nach und nach kennen lernt.

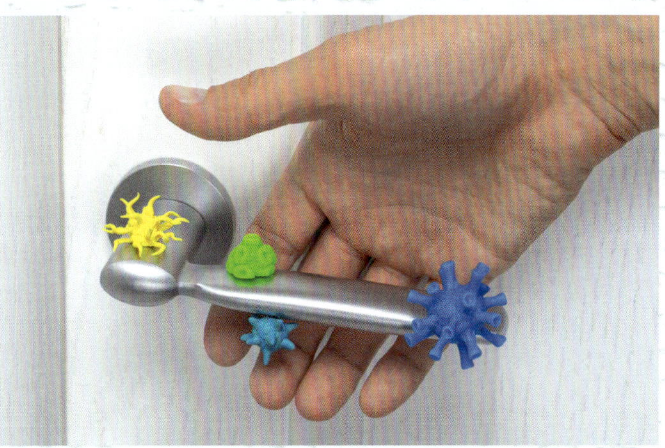

Wie weist man Erreger nach?

Wie du schon gehört hast, entdeckt man Erreger durch Anzucht und Anfärbung. Man muss sie sichtbar machen, um sie genau zu identifizieren.

In Zeiten von Corona haben wir gelernt, wie das auch ein Laie mit einem Antigen-Test selbst machen kann. Erst wenn dieser positiv war, musstest du und natürlich auch andere, denen das so ging, zum PCR-Test, der das Ergebnis deines Testes noch einmal genau überprüfte, um damit die Erreger eindeutig nachzuweisen.

Mit einem langen Wattestäbchen wird dabei ein Abstrich aus der Nase oder von der Mundschleimhaut genommen, in eine Flüssigkeit gegeben und auf einen Teststreifen getropft. Verfärbt sich der Streifen, haben die Eiweißbestandteile des Virus reagiert und man weiß, dass Viren vorhanden sind.

Hier als Beispiel das elektronenmikroskopische Bild des Bakteriums *Staphylococcus aureus,* das eitrige Entzündungen auf der Haut hervorruft.

Im Labor werden die sauber genommenen und verpackten Proben unter dem Mikroskop angefärbt und schon weiß man, welch übler Erreger es ist. Manchmal müssen die Erreger erst wie Tiere oder Pflanzen gezüchtet werden, nur dass das alles in kleinen Schalen und Kästchen passiert. Ab und an werden auch Versuchstiere mit solchen Erregern infiziert, eine Methode; die für die armen Versuchstiere tödlich endet.
In diesem Fall zählt ein Menschenleben für die Wissenschaft jedoch mehr. Die Mediziner machen das, um dich mit dem richtigen Medikament heilen zu können.

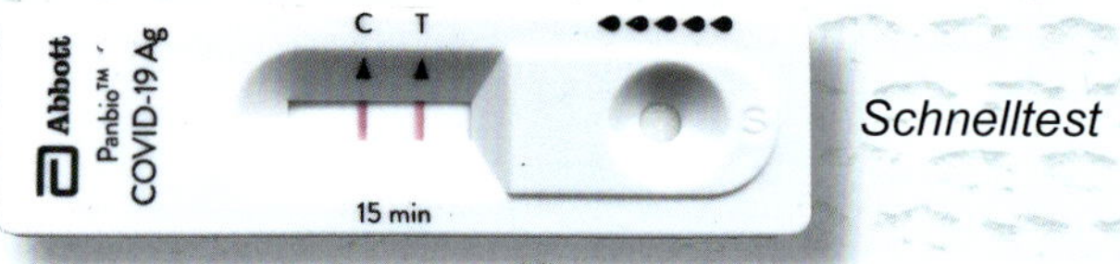

Schnelltest

Weshalb werden Impfstoffe eigentlich auch **Vakzine** genannt?

Der Name »Vakin« geht auf die allerersten Impfungen in England zurück. Er leitet sich von *vaccinus* ab – lateinisch für »von Kühen stammend«.
Du erinnerst dich?
Mit Flüssigkeiten, die Kuhpockenviren enthielten, impfte der Arzt Edward Jenner ab 1796 Menschen erfolgreich gegen die Pocken. Sie wurden »vaccinated«, wie man es dort auf Englisch sagte.
Das war eine der ersten Impfmethoden der Geschichte und eine Sensation.

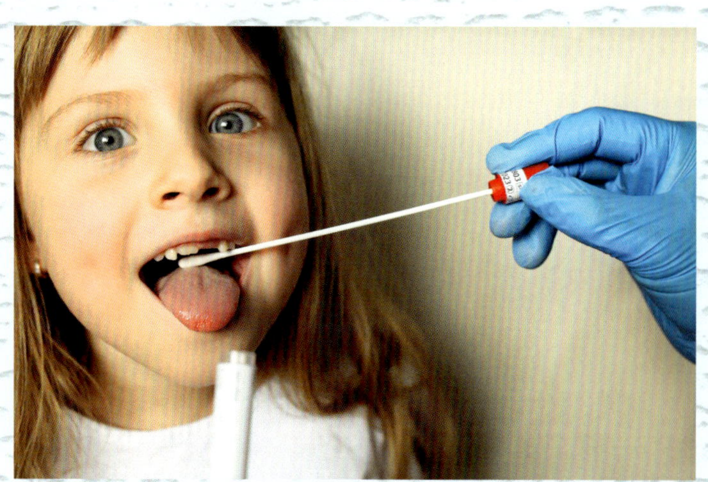

Mit Licht durchschaut

Es gibt, wie du siehst, verschiedene Methoden, den Erregern auf die Spur zu kommen.
Sie sind so klein, dass man sie nur mit einem Mikroskop oder sogar nur mit dem noch stärker vergrößernden Elektronenmikroskop erkennen kann.

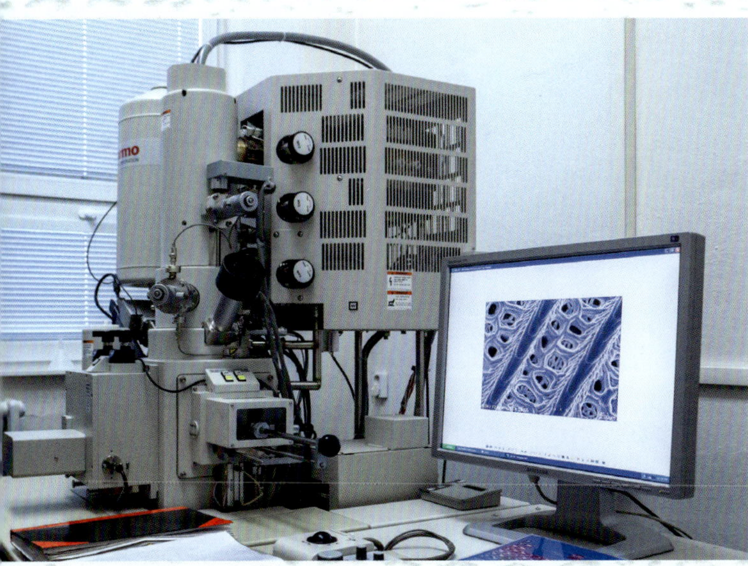

Die Wissenschaftler unterscheiden die Erreger in Bakterien, Viren, Einzeller und Pilze.

Jede Infektionskrankheit hat ihren eigenen Erreger, der in uns eindringt und nach einer bestimmten Zeit, der Inkubationszeit, ganz bestimmte Symptome hervorruft.
Die Bekämpfung dieser Krankheiten ist so schwierig, weil man sie erst nach dem Auftreten ihrer Symptome erkennen kann. Dann haben sich die mikroskopischen Erreger meist schon massenhaft vermehrt und bereits andere Menschen infiziert.

Manche Erreger »mutieren« im Laufe ihrer Vermehrung und Verbreitung stark. Das bedeutet, sie verändern ihr Erbgut, die durch sie hervorgerufenen Krankheitserscheinungen und damit leider auch ihre Empfindlichkeit gegen Medikamente. Die von Wissenschaftlern hergestellten Medikamente können sie dann nur noch zum Teil besiegen.

Den Forschern gelingt es heute, dank toller Elektronenmikroskope und Färbetechniken, das Erbgut der verschiedensten Erreger schnell sichtbar zu machen und zu entschlüsseln.
Mit diesen Ergebnissen wird der Weg frei für eine schnelle Entwicklung einer ganz besonderen »Waffe« gegen Erreger der gefährlichsten, oft tödlichen Krankheiten: einen passenden Impfstoff.

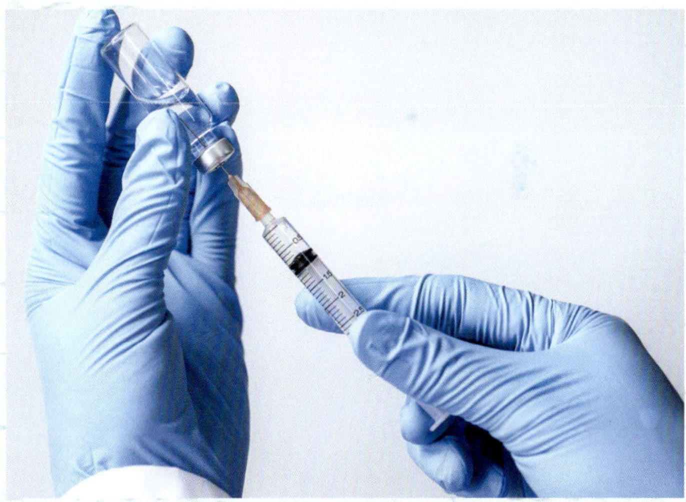

Impfstoffe sind keine Medikamente. Sie greifen nicht den Krankheitserreger direkt an, sondern veranlassen das Immunsystem unseres Körpers, Abwehrstoffe, sogenannte Antikörper gegen das spezielle Virus oder Bakterium herzustellen.

Unser Immunsystem

Das Immunsystem unseres Körpers beschützt uns so gut es kann, vor allen vor von außen eindringenden Fremdkörpern. Das sind Krankheitserreger wie Bakterien, Viren und Pilze, aber auch Splitter und anderes.
Das Immunsystem versucht auch, uns gegen »Feinde« von innen, wie abgestorbene oder entartete Zellen (Krebszellen) zu schützen, indem es diese zu vernichten versucht, soweit möglich.

Wer ein sehr starkes, körpereigenes Immunsystem hat, wird viele Krankheiten unbeschadet überstehen.

Mehrere Organe unseres Körpers sind wichtige Bestandteile des gesamten Immunsystems. Jedes hat seine ganz spezielle Aufgabe und dabei arbeiten sie eng zusammen.
In der nebenstehenden Grafik siehst du alle wichtigen Organe, die mit für die Krankheitsabwehr tätig sind.

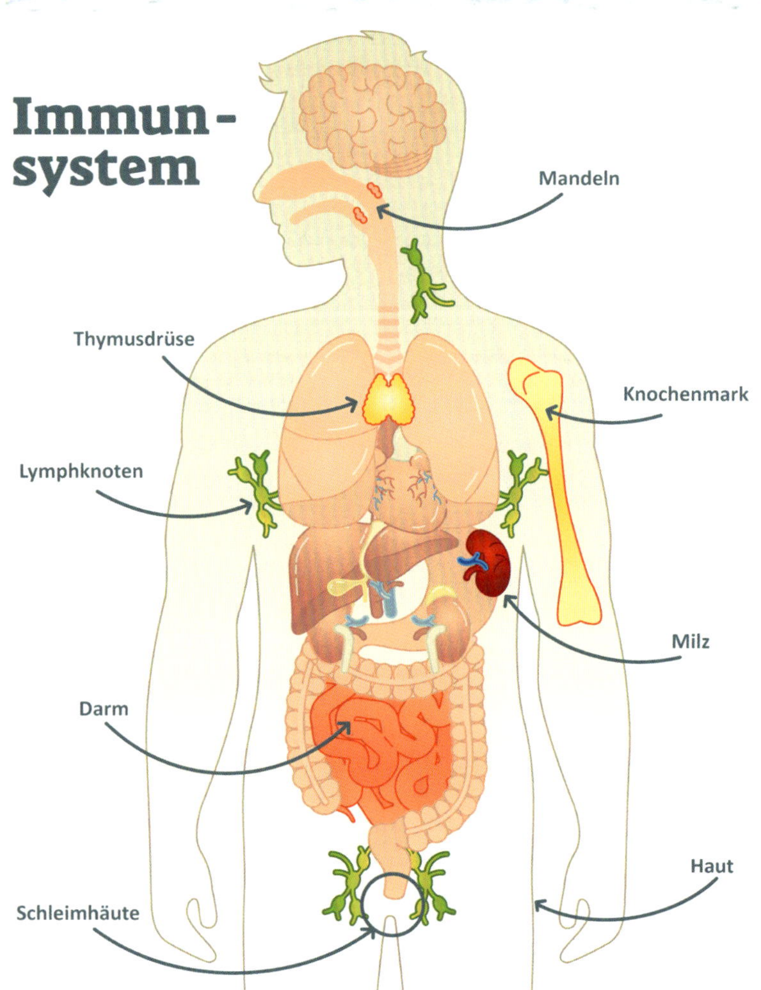

Haut: Der Säuremantel der Haut wehrt viele »Angriffe« auf unseren Körper ab.

Schleimhaut: Sie hat durch Schleimabsonderung eine wichtige Funktion zur Abwehr von Krankheitserregern.

Mandeln: Sie liegen im Rachenraum und fangen auch mit Hilfe der aktiven weißen Blutkörperchen in ihnen zahlreiche Krankheitserreger ab.

Thymusdrüse: Bei Kindern ist sie für die Produktion von Immunzellen (T-Zellen) sehr wichtig. Nach der Pubertät lässt das nach.

Knochenmark: Hier wird das Blut erneuert und die für das Immunsystem so wichtigen Monozyten und B-Zellen werden gebildet.

Lymphknoten: Sie sind für die Filterung der Lymphflüssigkeit einer bestimmten Körperregion zuständig. In ihnen findet die durch dendritische Zellen hervorgerufene Koordination der T- und B-Zellen statt.

Milz: Sie filtert das Blut und sorgt für die Ausscheidung verbrauchter Blutkörperchen. Sie ist Speicher für Monozyten, steht in Zusammenhang mit dem Lymphsystem und ist wesentlich am Immunsystem beteiligt.

Darm: Hier findet die Produktion vieler Abwehrzellen für das Immunsystem statt.

Die erste Barriere für Eindringlinge ist die Haut. Sie ist mit einem natürlichen Säuremantel umgeben, der Keime zum Teil erfolgreich vernichtet. Gelangen Erreger dennoch in die Nase oder den Mund, werden sie auf den Mund- und Nasenschleimhäuten vom Schleim »eingeschleimt« und vernichtet. Gelingt ihnen der Weg in den Magen, weil sie Bestandteil der Nahrung waren, werden sie von der scharfen Magensäure vernichtet.
Werden die Erreger vom Mund her eingeatmet, steht ihnen noch der Schleim in der Luftröhre im Weg und sie werden genau wie eingeatmeter Staub wieder ausgehustet.
Haben es Krankheitserreger gegen all die Schutzmaßnahmen des Körpers aber trotzdem geschafft, weiter vorzudringen und in unseren Blutkreislauf zu gelangen, haben sie immer noch nicht gewonnen.
Nun treten die Zellen der uns **angeborenen Immunabwehr** in Aktion. Das heißt, dass unser Immunsystem mit verschiedenen Zellen daran arbeitet, dass wir gesund bleiben. Wir nennen sie auch Fresszellen (Phagozyten), vom Ursprung her weiße Blutkörperchen mit speziellen Aufgaben. Sie sind wie eine Gesundheitspolizei, die »Eindringlinge« auffrisst.
Wie diese Zellen schuften, ahnst du, wenn du siehst, wie eine Wunde heilt.
Zusätzlich verfügen wir im Laufe des Lebens über eine **erworbene Immunabwehr,** die wir erst nach Kontakt mit Krankheitserregern oder einer Impfung haben.
Beide Abwehrsysteme arbeiten zusammen. Das spezifische System ist im Grunde unser Lymphsystem. Das ist so ähnlich wie ein Wasserkreislauf, der unsere Körperzellen umfließt, versorgt und dabei Schadstoffe entfernt. Das kannst du selbst merken, denn deine Lymphknoten schwellen bei Krankheit an.

Bist du krank, kämpft dein Körper gegen die eingedrungenen Erreger. Dabei kommen ihm beide Immunabwehrsysteme zugute.
Und nun schauen wir einmal, was genau dann im Körper los ist:

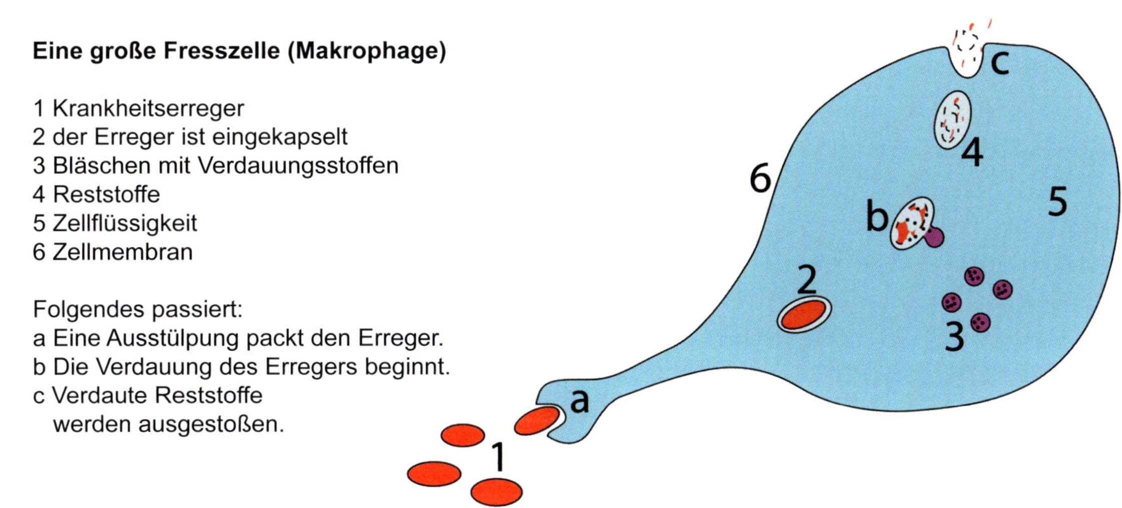

Unsere Körperpolizei

Unser Körper und seine Funktionen sind ein Wunderwerk der Natur. Im Laufe von Jahrmillionen haben sich Organe und Zellen auf die verschiedensten Aufgaben spezialisiert. Besonders wichtig ist die Immunabwehr, die Abwehr eines eingedrungenen Erregers. Sie werden durch die weißen Blutkörperchen, die Leukozyten, bekämpft.

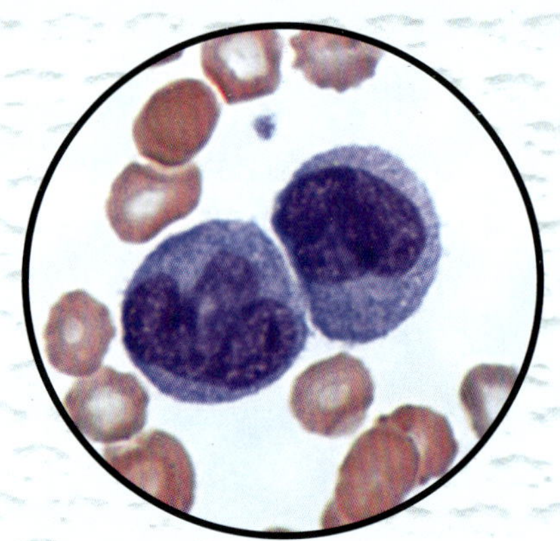

Monozyten sind frei im Blut schwimmende Zellen des Immunsytems, aus denen Dendritische Zellen oder Fresszellen werden. Ihre Aufgabe ist es, Fremdkörper zu zerstören.

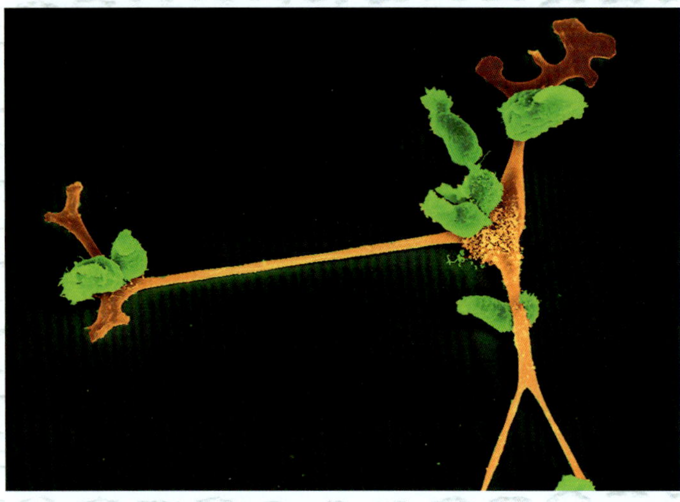

Das elektronenmikroskopische Bild zeigt diese baumartig verzweigten (daher ihr Name) dendritischen Zellen mit T-Zellen (grün).

Zu ihnen gehören die **»Dendritischen Zellen«.** Unter dem Elektronenmikroskop sehen sie aus wie verzweigte Bäume mit sternförmigen Ausläufern. Vermehrt findet man sie in den Köperöffnungen und unter der Haut, dort, wo sie schnell auf eindringende »Feinde« reagieren können. Als einzige Körperzellen sind sie in der Lage, eine erste Immunantwort auf Eindringlinge auszulösen und andere, noch ruhende Zellen, zu aktivieren.
Sie fangen die Eindringlinge und bringen sie zu den Lymphknoten.

Zur Körperpolizei gehören noch andere Zelltypen: Sie entwickeln sich z.B. in der Thymusdrüse und heißen deshalb T-Zellen. Sie haben die Aufgabe, die »Feinde« zu identifizieren.

T-Zellen bilden drei Gruppen mit verschiedenen Aufgaben:

1. T-Killerzellen vernichten schädliche Fremdzellen oder entartete eigene Zellen.

2. T-Helferzellen alarmieren andere Immunzellen und locken sie herbei.

3. T-Gedächtniszellen entwickeln sich aus T-Helferzellen. Diese merken sich, welcher Erreger der Angreifer war und reagieren sofort mit Abwehr, wenn dieser Erreger erneut angreift.

Ebenfalls dazu zählen die B-Zellen, die im Knochenmark gebildet werden und nun umgehend einen Abwehrplan entwickeln.

Wenn alle diese Zellen gut zusammen gearbeitet haben, können die großen Fresszellen (Makrophagen) die Überreste der zerstörten Feinde fressen.

Diese Reaktion unseres Körpers bzw. der betreffenden Zellen läuft ab, ob wir von einer Infektion überrascht werden oder aber künstlich durch Impfung eine Infektion vortäuschen. Da die uns eingeimpften »Erreger« keine Krankheit auslösen, sind in dem Fall die T-Gedächtniszellen besonders wichtig. Sie merken sich die Informationen und sobald ein echter Erreger uns befällt, schlagen sie Alarm. Sie aktivieren dann weitere Immunzellen, die nun wirksam werden, ehe sich der Erreger vermehrt, ausbreitet und uns krank macht.

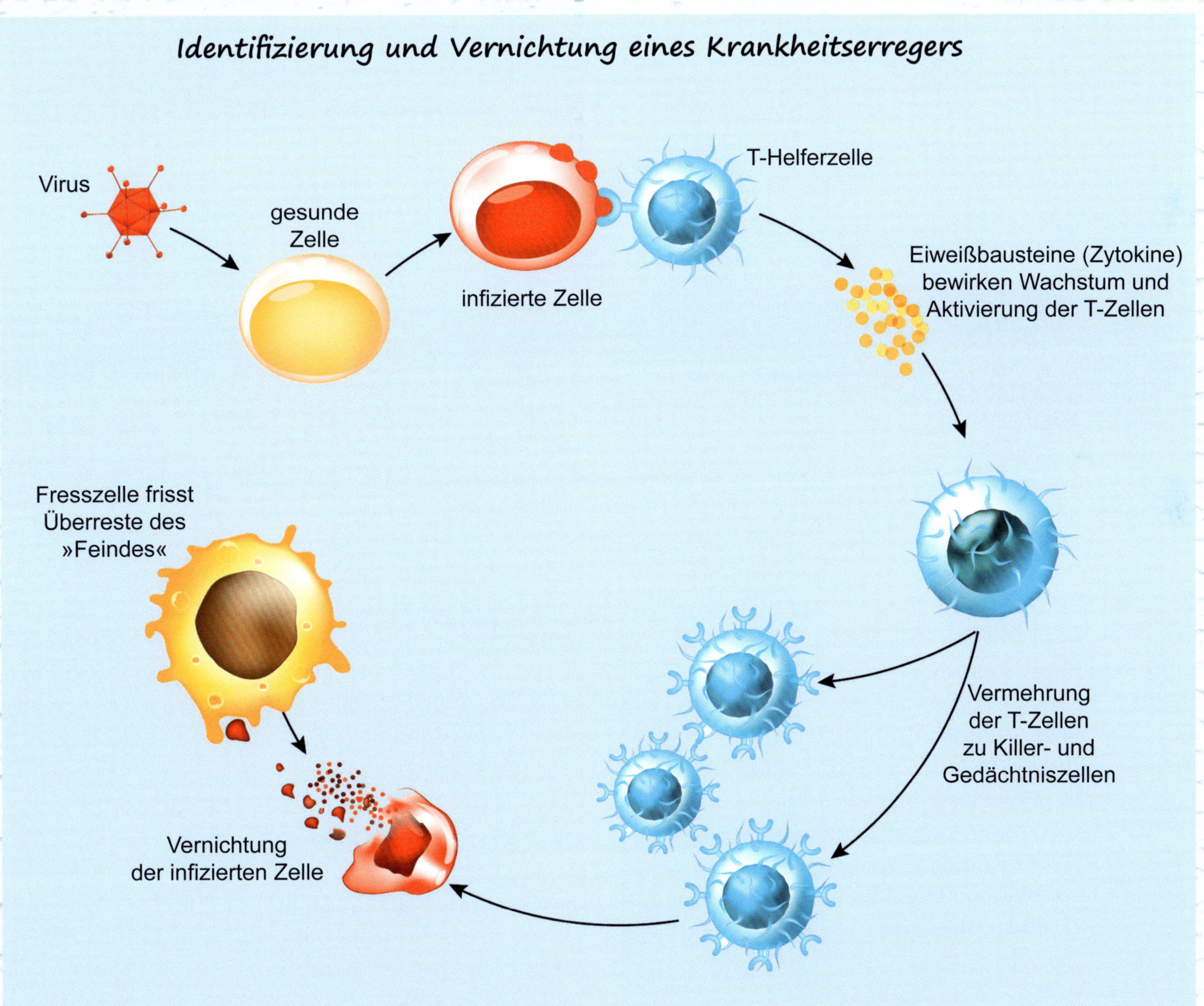

Rund um CORONA

Die Pandemie des 21. Jahrhunderts

Corona-Viren sind bereits seit Jahrzehnten bekannt, aber diese lösten nicht annährend eine solche Katastrophe aus wie SARS-CoV 2, das Virus der Corona-Pandemie.

Es traf die Menschheit völlig unvorbereitet. Millionen erkrankten und erkranken noch immer. Bis April 2022 sind weltweit schon über 6 Millionen Menschen an oder mit dieser Krankheit gestorben, in Deutschland etwa 131 000.

Doch wo kam plötzlich das Virus und diese Krankheit her und wie war es möglich, dass sie sich in so kurzer Zeit wirklich über die ganze Erde verbreiten konnte?

Das allererste Mal bei einem Menschen aufgetreten ist das Virus SARS-Covid-2 in der chinesischen Millionenstadt Wuhan.
Wissenschaftler können nicht mit allerletzter Sicherheit sagen, wo genau es hergekommen ist. Sicher ist aber, dass dieses und andere Viren schon ewig in Fledermäusen und Flughunden leben, ohne diese krank zu machen.
In China und auch anderen asiatischen Staaten gibt es für uns Europäer seltsame Essgewohnheiten.

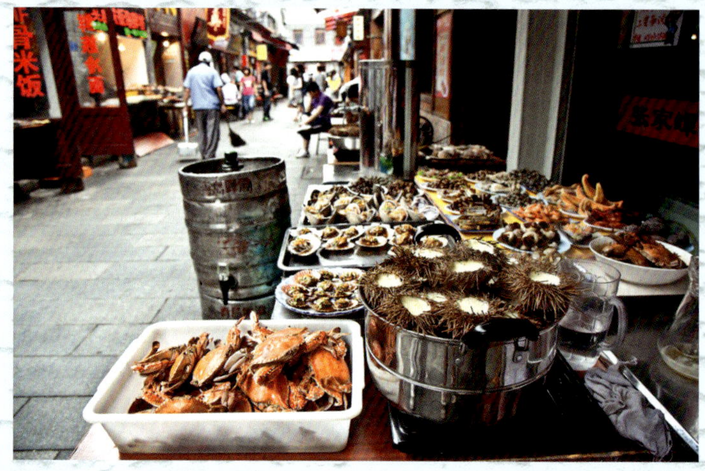

Deshalb werden auf chinesischen Märkten auch zahlreiche lebende und tote Tiere zum Essen angeboten. Möglich, aber durchaus nicht sicher, dass auf solch einem Markt ein infiziertes Tier verkauft wurde und der Kunde oder Händler das Virus von diesem Tier bekam. Möglich, aber trotzdem seltsam, denn das Virus hat zuvor noch nie den »Sprung« vom Tier zum Menschen geschafft.

Du hast aber bestimmt auch schon von den immer neuen Mutationen des Coronavirus gehört: Mal steckt es andere Menschen schneller an, mal ruft es schwerere Krankheitssymptome hervor, mal ist es harmloser. Und genau diese Fähigkeit des Virus sich schnell zu verändern, zu mutieren, kann der Grund dafür gewesen sein, dass ein Mensch infiziert wurde.
Die menschlichen Zellen haben dann dafür gesorgt, dass das Virus millionenfach vermehrt wurde. Der ahnungslose Träger hat es an alle Menschen seiner Umgebung weitergegeben und diese wieder und wieder.

Millionen Menschen fliegen jeden Tag als Touristen oder Geschäftsleute um die ganze Welt bis in ihre entlegensten Winkel. Eine bessere Beförderung für das Virus hätte es kaum geben können, innerhalb von Tagen, war es durch die ahnungslosen Reisenden weltweit verbreitet worden.

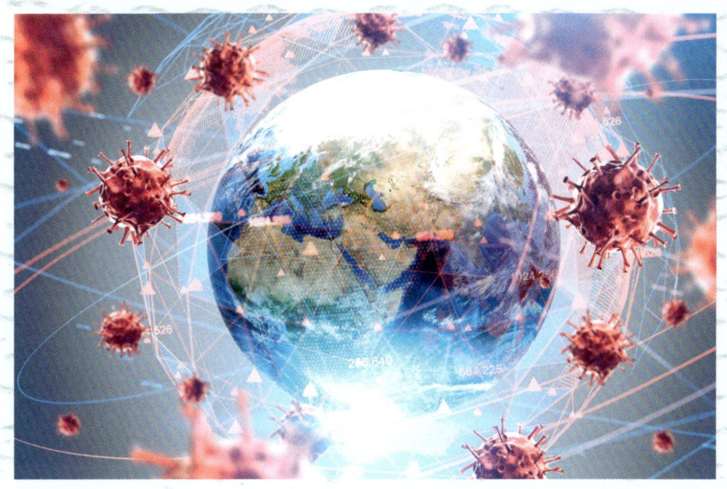

Natürlich ist es möglich, dass dein Immunsystem stärker ist und du trotz einer Ansteckung nur einen scheinbar harmlosen Schnupfen bekommst. Dann hast du Glück und bist vielleicht auch gegen weitere Infektionen mit SARS-CoV 2 immun. Du hast Antikörper entwickelt, die sich nun dein Leben lang diesen Typ Virus merken und ihn bekämpfen, sobald er dich wieder anfallen sollte.

Zuerst fielen den Ärzten nur einzelne Patienten auf, die eine immer schlimmer werdende Erkältung hatten. Dann rochen diese Patienten nichts mehr und plötzlich bekamen sie nur noch ganz schwer Luft. Ab diesem Moment wurde es für die Patienten gefährlich, denn sie drohten zu ersticken. Ihr Immunsystem schaffte es nicht, sich gegen die Viren, die sich inzwischen stark

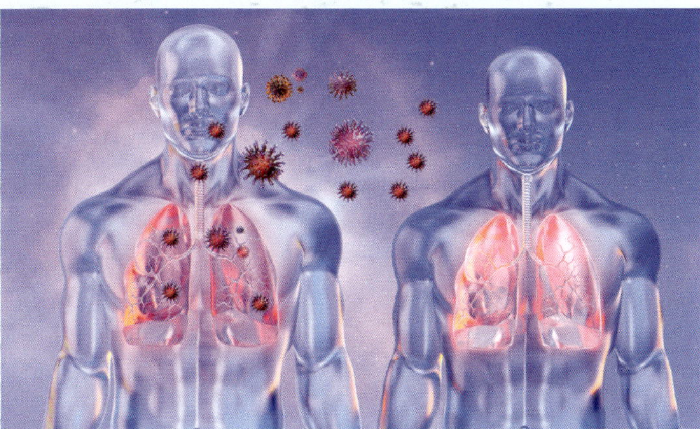

vermehrt hatten, zur Wehr zu setzen. Außerdem atmeten die Erkrankten inzwischen Millionen neue Viren aus, die in ihrer Lunge herangereift waren.

Sehr viele Menschen haben aber kein so tolles Immunsystem, weil sie vielleicht schon alt oder durch andere Krankheiten geschwächt sind. Oder sie haben durch einen dummen Zufall eine so große Menge Viren eingeatmet, dass es ganz einfach zu viele sind. Diese Menschen würden schwer erkranken und möglicherweise sterben.

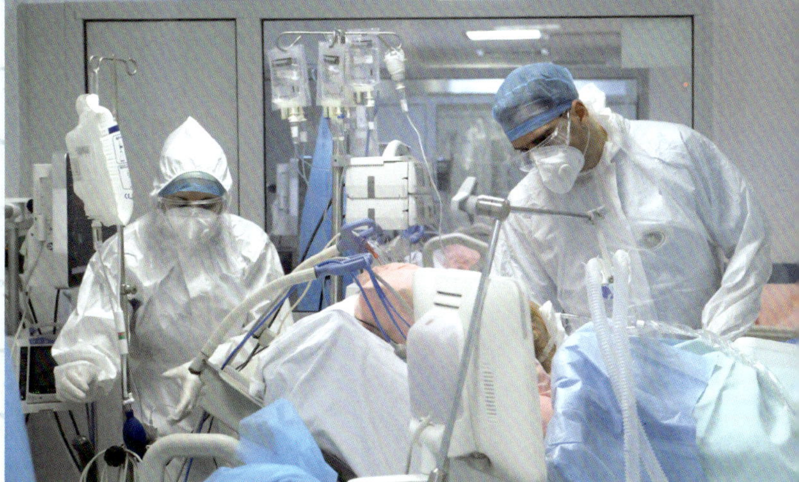

Ein Piks für die Gesundheit

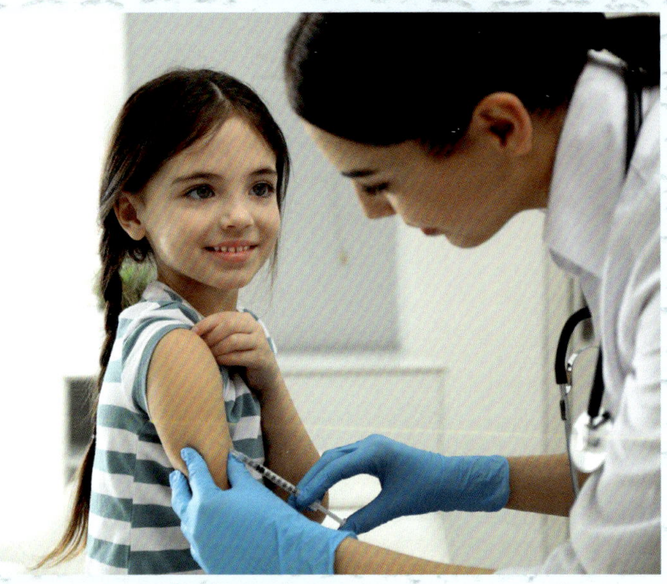

Mit unterschiedlichen Impfstoffen können wir uns gegen verschiedene Krankheiten schützen. Für dich ist es eigentlich egal, welcher Impfstoff es ist, denn der kleine Piks, den du bei einer Impfung aushalten musst, ist immer gleich: Der Impfstoff wird in eine Spritze aufgezogen und mit einer spitzen, dünnen Nadel, der Kanüle, meist in deinen Oberarm gespritzt.

Trotzdem ist es spannend zu erfahren, was sich die Forscher auf der Welt alles haben einfallen lassen, um bestimmte Krankheiten mit Impfstoffen zu verhindern.

Totimpfstoff

Eine Impfdosis mit einem Totimpfstoff enthält abgetötete Krankheitserreger, die sich nicht mehr vermehren können. Dennoch erkennt dein Körper die Eindringlinge und baut einen Schutz auf. Davon merkst du erst einmal gar nichts. Zu diesen Impfstoffen zählt z.B. der gegen die Tetanuserkrankung. Eine Impfung mit abgetöteten Erregern wie bei Tetanus muss regelmäßig – alle 10 Jahre – aufgefrischt werden.

Lebendimpfstoff

Impft der Arzt mit einem kleinen Anteil lebendiger Erreger, die sich **nicht** vermehren können und so abgeschwächt sind, dass sie die Krankheit nicht mehr auslösen können, bist du meist lebenslang geschützt, du bist immun. Diese Krankheitserreger machen dich nicht krank, regen aber dein Immunsystem nachhaltig an. Wirst du eines Tages mit echten Krankheitserregern infiziert, reagiert dein Körper und kann die Erreger abwehren, bevor sie dich krank machen.

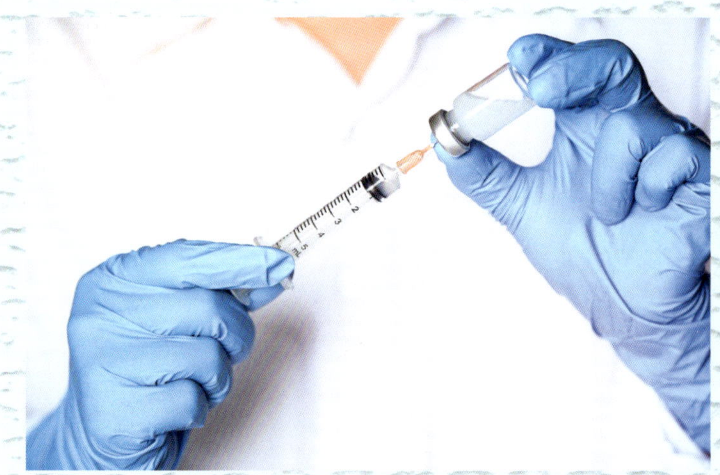

Gen- oder proteinbasierte Impfstoffe

Dieser Impfstoff enthält virusähnliche Gen- bzw. Proteinbausteine – also Eiweißbausteine – die das Immunsystem herausfordern, Antikörper zu bilden.

Vektor-Impfstoffe

Bei diesem neuen Impfstoff wird nur ein Gen des krankheitserregenden Virus, zum Beispiel Corona- oder Ebola-Virus, in ein harmloses Adenovirus (verändertes Erkältungsvirus) eingesetzt. Beim Coronavirus SARS-CoV-2 ist es das Gen mit dem Bauplan für das Oberflächen-Spikeprotein.

Der Körper reagiert darauf wie auf das gefährliche Virus und sein Immunsystem baut Antikörper und T-Zellen auf. Wird der Mensch tatsächlich infiziert, zerstören die gebildeten Antikörper das gefährliche Virus.

mRNA-Impfstoffe

Eine ganz neu entwickelte Impfmethode ist die mRNA-Impfung *(mRNA ist die englische Abkürzung für messenger ribonucleic acid, zu deutsch: Boten Ribonukleinsäuren = RNS).*

Die Forscher haben kein ganzes Virus, sondern nur das Gen eines Spikes des Virus in winzige Fetttröpfchen verpackt und als Impfstoff verarbeitet.

Diese Fetttröpfchen können in unsere Zellen eindringen. Dort veranlasst das eingeschleuste Virusgen die Zelle, ein einziges Spike-Protein des Virus, ein Antigen, herzustellen. Unser Körper stellt daraufhin Antikörper dagegen her. So haben wir die Chance, gar keine oder nur geringe Symptome der betreffenden Viruserkrankung zu bekommen.

Ein solcher Impfstoff wurde erstmals zur Bekämpfung von Covid-19 hergestellt und sehr erfolgreich millionenfach eingesetzt.

Dieses Gen wird zwar in die Zelle eingeschleust, kann aber nicht in den Zellkern eindringen und unsere DNA (unser Erbgut) verändern.

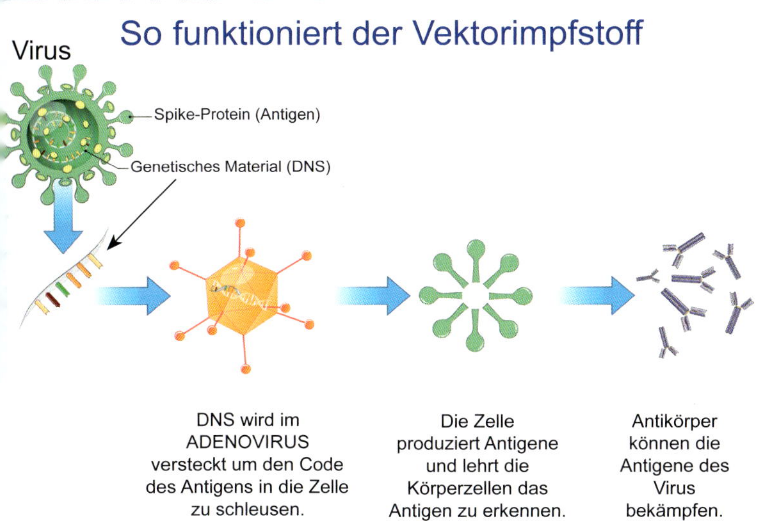

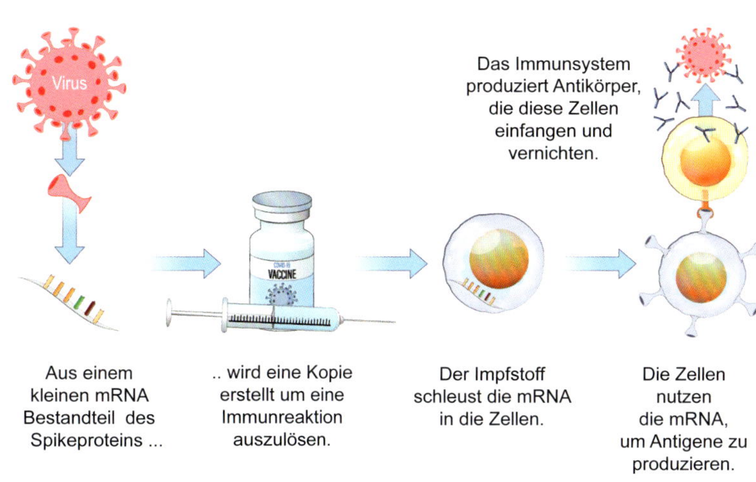

Woher kommen Impfstoffe?

Die Herstellung eines Impfstoffs ist sehr kompliziert, aufwendig und teuer. Die dazu erforderliche Forschung findet manchmal an Universitäten statt, oft aber in den Laboren großer Pharmahersteller, also Firmen, die den Impfstoff dann auch millionenfach herstellen und verkaufen.

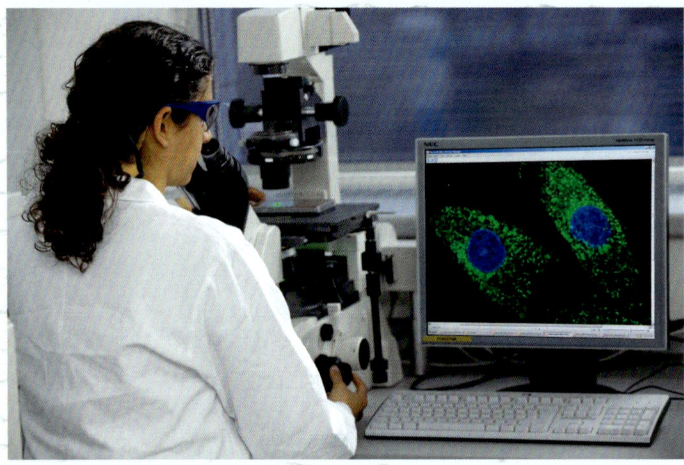

Der Weg vom Erkennen (Analyse) des Virus und seiner Wirkungsweise über die Entwicklung (Design) des richtigen Impfstoffs und seine Wirkung bis hin zur Erprobung erst an Tieren, dann an freiwilligen Menschen und schließlich dem Einsatz an allen impfwilligen Menschen dauert meist Jahre.

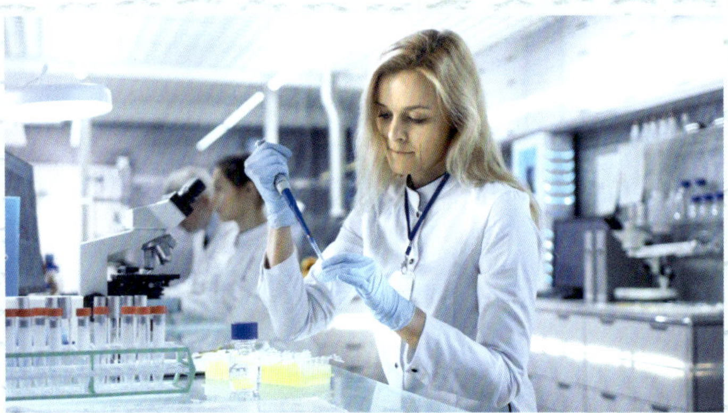

Eine enorme Leistung ist die Entwicklung des Coronaimpfstoffs in nur wenigen Monaten.

Mit Hilfe der verschiedenen Impfstoffe wurden Millionen Menschenleben gerettet.

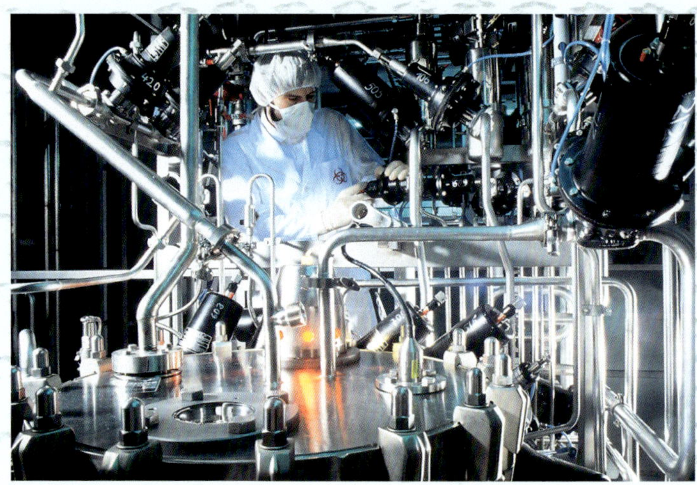

In Laboren geht es immer sehr sauber, also hygienisch, zu, denn nichts darf die Proben, die Wirkstoffe und die Chemikalien verschmutzen. Deshalb tragen die Menschen in den Laboren eine spezielle Schutzkleidung.

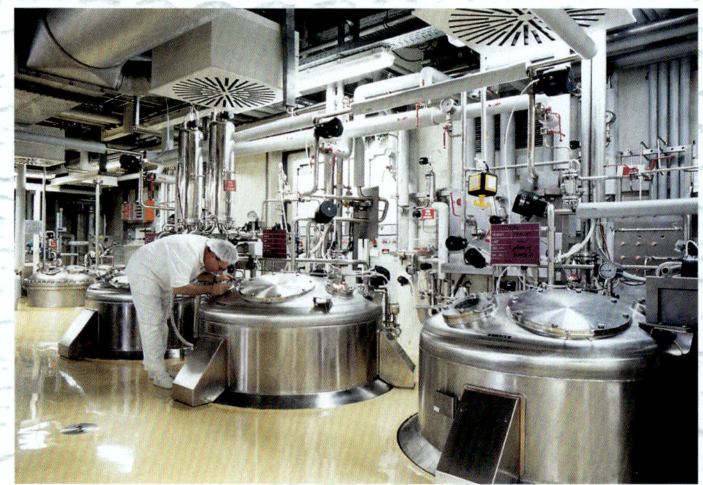

Die sieben Etappen der Impfstoffentwicklung

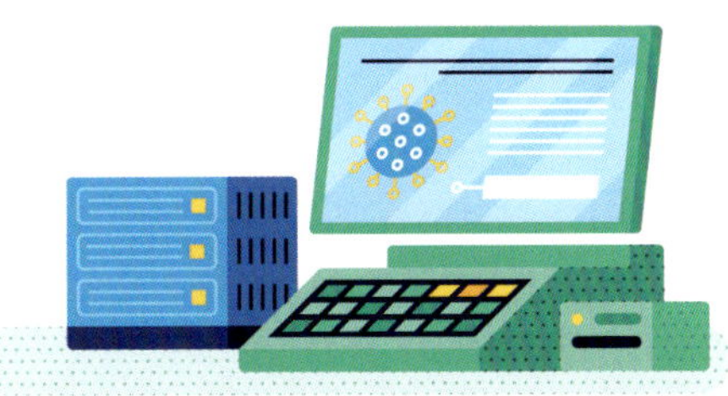

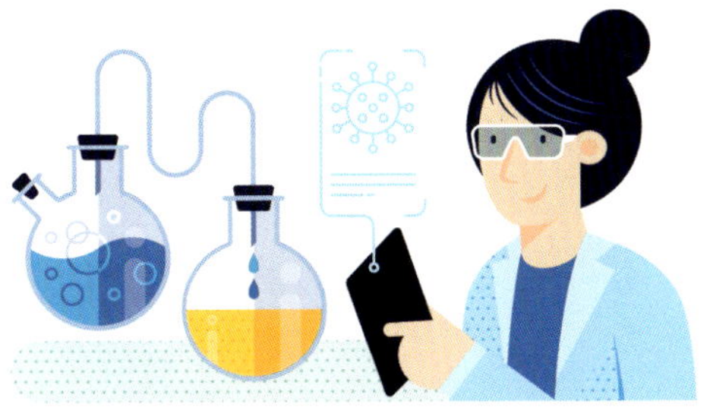

01 Analyse des Virus

→ Was daran ruft Immunreaktionen hervor?

02 Design des Impfstoffes

→ Was vom Virus und welche Zusatzstoffe sollen enthalten sein?

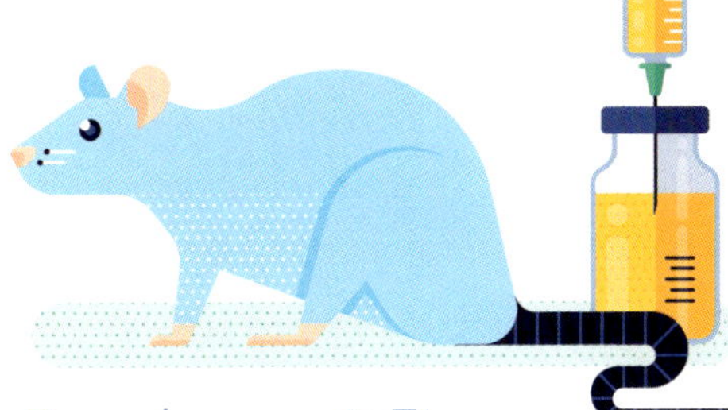

03 Erprobung mit Tieren

→ Verträglichkeit, Wirksamkeit?

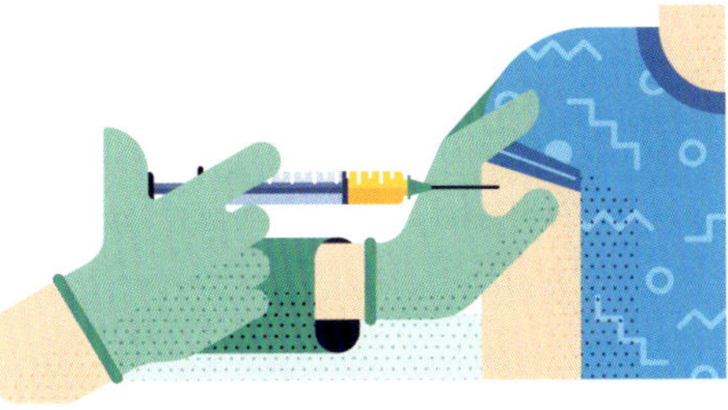

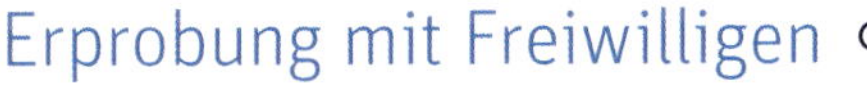

04 Erprobung mit Freiwilligen

→ Wie viel und wie oft spritzen? Schützt das zuverlässig?

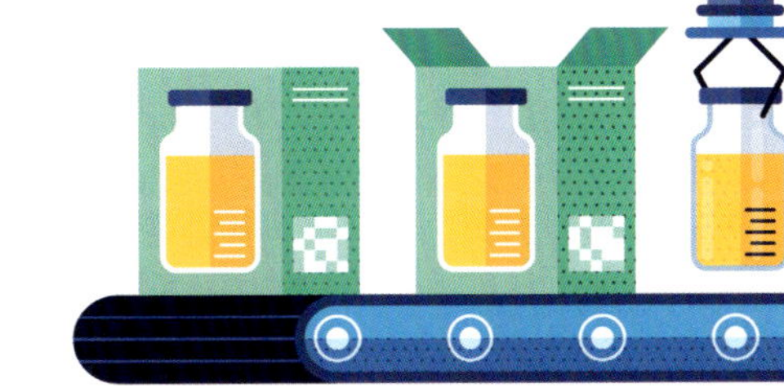

05 Großproduktion beginnt

→ Damit ausreichend Impfstoff verfügbar ist

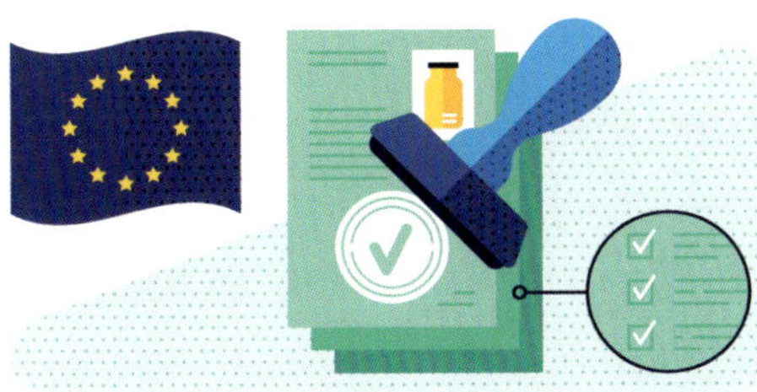

06 Zulassungsverfahren

→ Für die EU bei der European Medicines Agency (EMA)

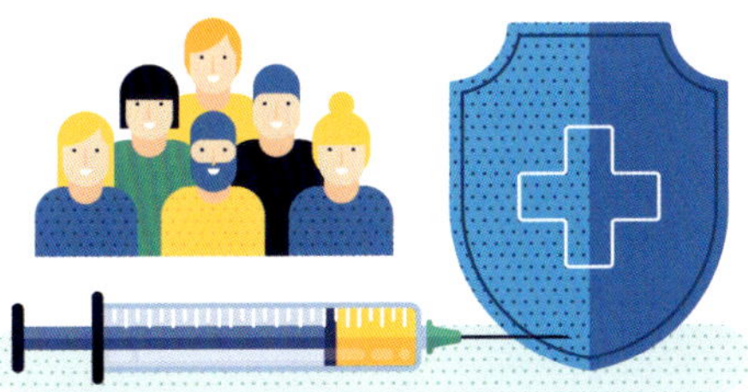

07 Versorgung der Bevölkerung

→ Individueller Schutz und Gemeinschaftsschutz

Impfen bietet Schutz !

Niemand weiß von sich, wie stark sein Immunsystem ist und auf welche Angriffe von Krankheitskeimen es reagieren wird. Deshalb ist die sicherste Möglichkeit sich zu schützen eine Impfung.

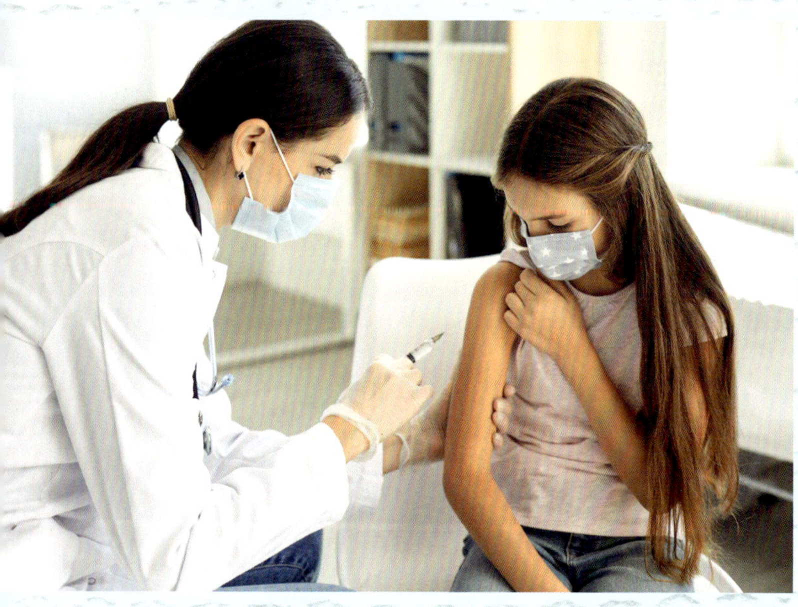

Bei der Impfung gegen das SARS-CoV2 Virus reicht aber leider nicht nur eine Impfung, um eine Grundimmunisierung zu erlangen.
Wie auch bei Impfungen gegen einige andere Infektionen ist, je nach Impfstoff, nach einigen Monaten eine zweite Impfung erforderlich. Später dann nochmals eine sogenannte »Booster-« oder Auffrischimpfung.
Wer geimpft ist, erhält einen Eintrag in seinen Impfpass sowie einen QR-Code für sein Handy.

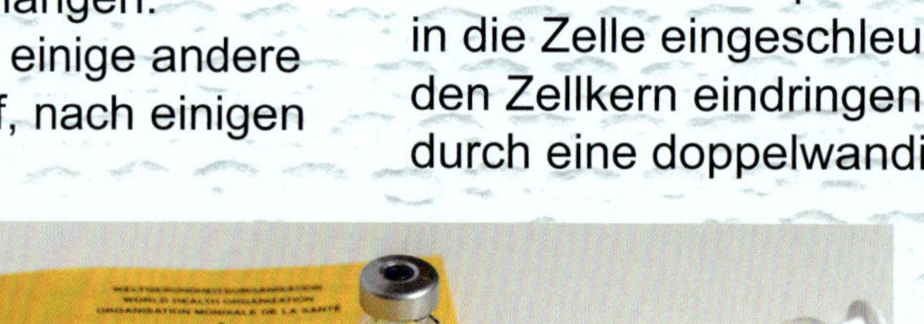

Weshalb »boostern«?

Nach einigen Monaten lässt der Impfschutz nach, deshalb sollte mit einem mRNA-Impfstoff eine »Boosterimpfung« gemacht werden. Hat man allerdings eine Corona-Infektion durchgemacht, ist die Immunisierung auch ziemlich lange gut. Auf einen genauen Zeitraum kann man dies nicht festlegen, denn jeder Körper und jedes Immunsystem reagiert anders.

Über die verschiedenartigen Impfstoffe hast du schon auf den Seiten zuvor gelesen und wir haben dir den mRNA-Impfstoff genauer erklärt. Weil der mRNA-Impfstoff aber erstmals gegen Covid-19 entwickelt und eingestzt wurde, sind eine größere Anzahl Menschen sehr misstrauisch gegenüber diesen neuen Stoffen. Sie fürchten, die RNA des Virusspikes könne in unsere DNS, unser Erbgut, eingebaut werden und vielleicht bei unseren Kindern zu noch völlig unbekannten Schäden führen.
Dies ist jedoch aus verschiedenen biologischen Gründen unmöglich!
Die Spike-RNA des Virus wird zwar durch den Trick mit der »Verpackung« in ein Fetttröpfchen in die Zelle eingeschleust, kann aber nicht in den Zellkern eindringen. Dieser ist nämlich durch eine doppelwandige Hülle, die Kernmembran geschützt.
Es ist deshalb biologisch unmöglich, dass sich die Spike-RNA in irgendeiner Weise mit der im Zellkern befindlichen DNS verbindet und »Erbschäden« hervorruft.